急救护理技能操作实用教程

主　编　**缪礼红**（成都职业技术学院）
　　　　向　华（常德职业技术学院）
　　　　姚　倩（成都市第二人民医院）

副主编　**李　望**（成都职业技术学院）
　　　　薛　丹（三六三医院）
　　　　刘雪娟（昌吉职业技术学院）
　　　　周立蓉（成都职业技术学院）

参　编　（按姓氏汉语拼音排序）
　　　　龚丽清（常德职业技术学院）
　　　　李金艳（常德市第一人民医院）
　　　　龙林子（常德职业技术学院）
　　　　严　湘（成都市第三人民医院）
　　　　邹　宇（成都职业技术学院）

北京理工大学出版社
BEIJING INSTITUTE OF TECHNOLOGY PRESS

内 容 提 要

本书是与国家级课程思政示范课程、国家级在线精品课程"急救护理"配套使用的技能操作实用教程。基于岗位群的职业能力需求，编写团队深入开展岗位群工作任务调研和职业能力分析，以完成岗位工作任务为逻辑主线，确定教材主要内容。本书对对应医院急救中心、急诊科和 ICU 岗位，根据急危重症患者救护工作场景，以急救医疗服务体系救护流程为主线，构建教材内容体系为院前救护、急诊救护、重症监护三大模块，8 个学习任务、20 个实训项目；为适应深化教学改革以及"互联网 + 教材"的发展趋势，本书采用图片、案例、视频等形式，以及配套开发的数字化教学资源等，不断丰富专业课实训教材的呈现形式，使教材内容实现的直观化、情景化和生活化。

本书主要作为护理、助产相关医护专业的教材，也可供相关行业从业者参考使用。

图书在版编目（CIP）数据

急救护理技能操作实用教程 / 缪礼红，向华，姚倩
主编 .-- 北京：北京理工大学出版社，2023.12
　ISBN 978-7-5763-3308-4

　Ⅰ.①急… Ⅱ.①缪… ②向… ③姚… Ⅲ.①急救 —
护理 — 高等学校 — 教材 Ⅳ.① R472.2

中国国家版本馆 CIP 数据核字（2024）第 017888 号

责任编辑：阎少华	**文案编辑**：阎少华
责任校对：周瑞红	**责任印制**：王美丽

出版发行 / 北京理工大学出版社有限责任公司

社　　址 / 北京市丰台区四合庄路 6 号

邮　　编 / 100070

电　　话 / （010）68914026（教材售后服务热线）
　　　　　　（010）68944437（课件资源服务热线）

网　　址 / http：//www.bitpress.com.cn

版 印 次 / 2023 年 12 月第 1 版第 1 次印刷

印　　刷 / 河北鑫彩博图印刷有限公司

开　　本 / 787 mm×1092 mm　1/16

印　　张 / 11

字　　数 / 242 千字

定　　价 / 82.00 元

前言

Foreword

急救护理是以急诊医学和护理专业理论为基础，以挽救病人生命、提高抢救成功率、促进早日康复以及改善生命质量为目的，研究各类急危重症病人的院前、院内救护以及科学管理的一门综合性应用学科，是护理类专业的必修课程。

本书是与国家级课程思政示范课程、国家级在线精品课程"急救护理"配套使用的技能操作实用教程。本书编写紧跟教育部教学改革步伐，突出工学结合的职业教育理念，立足党的二十大报告深入实施人才强国战略，培养造就大批德才兼备的民生急需紧缺领域高素质技术技能型人才，适应岗位需求和学习者全面发展。本书的编写基于急救护理岗位能力需要及急救护理特点，以急救医疗服务体系（EMSS）救护工作流程为依据，内容选择遵循"实用、够用"的原则，紧贴临床、紧扣大纲，筛选了院前救护技术、急诊救护技术、重症监护技术三大模块，共8个典型工作任务、20个实训项目。每个实训项目都按照护理程序的工作思路编写并配备了相应的评分标准，为检测学生学习效果提供了很好的考核依据，充分体现"教、学、做、评"一体化。

本书由国家级课程思政教学名师和兄弟院校骨干教师、临床一线护理专家共同撰写完成。融通"岗课赛证"，通过情景导入，综合完成理论知识、实践技能学习、职业素养培养，体现课岗融通；进一步对接行业标准、职业标准和规范，尤其注重结合职业技能等级证书的相关要求，将国际急救指南、护考大纲等纳入教材内容，融入急危重症新理念、新技术、新方法、新规范，推进课证融通；坚持德技并修、育训结合，引入全国护理技能大赛标准，以赛促学、以赛促教，训练学生的临床思维，面向社会学习者培训急救知识和技能，实现课赛（训）融通。同时融入数字化学习理念，将数字化资源制作生成二维码，嵌入教材中，丰富了教材的内容，使教材更具有生命力。

　　本书可供全国高等学校高职高专护理专业、助产专业学生使用，也可作为教师参考用书。本书在编写、审定和出版过程中得到了各参编单位和专家的热情指导和帮助，在此表示诚挚的感谢！由于编者水平有限，教材编排、内容选取难免有疏漏和不当之处，敬请广大读者批评指正。

编　者

目录

Contents

模块一

院前救护技术

院前救护是指急危重症伤病患者进入医院之前的救护，是急救医疗服务体系的首要环节。广义的院前救护包括医护人员或目击者在事发现场对伤病员的初步救护。狭义上的院前救护专指急救机构的医护人员提供的现场急救、转运及途中监护服务。

模块导学

由于院前救护的对象、时间、地点、环境各不相同，因此，院前救护具有突发性、紧迫性、复杂性、艰难性和社会性等特点。院前救护的主要任务包括：①对呼救者的院前救护，这是院前救护最主要的工作；②对突发意外事故、灾难或者战争时伤病员的院前救护，此类救护由于伤员多、伤情重、情况复杂，除医护人员参与救援之外，还需要消防、公安、交通等部门的密切配合；③对大型集会、重要会议、体育比赛等活动时的特殊任务救护；④急救通信网络的枢纽任务；⑤急救知识的宣传及普及任务，增强公民的急救意识，提高公民的自救、互救能力，以提高院前救护的成功率。

快速、有效的院前救护，如气道异物梗阻患者现场救护、心脏骤停患者现场救护、外伤患者现场救护、灾难现场救护，能够挽救伤病员的生命、减少伤残率。院前救护的成效已成为衡量一个地区急救工作水平和能力高低的重要标志。

任务一　气道异物梗阻患者现场救护

气道异物梗阻患者因异物阻塞气道导致气流进出受阻，短时间内患者会出现缺氧、窒息甚至心跳骤停，如果不进行紧急处理或者处理方法不当，往往会危及患者生命。根据异物梗阻程度不同，分为气道不完全梗阻和气道完全梗阻。气道异物梗阻的现场救护是解除梗阻、恢复通气的重要方法，应该尽早、准确地进行现场救护。

实训项目一　成人气道异物梗阻急救技术

 学习目标

知识	1. 归纳成人气道异物梗阻急救技术的操作要点。
	2. 说出成人气道异物梗阻急救技术的注意事项。
技能	1. 能规范正确地进行病情评估。
	2. 能规范正确地进行成人气道异物梗阻现场救护。
素质	1. 增强时间就是生命的急救意识。
	2. 具有爱伤、护伤的职业素养。

【情景案例1-1】

陈某，男，56岁，1年半前因脑卒中导致右侧肢体活动不利、右侧感觉功能下降伴吞咽功能障碍。患者神志清楚，左侧肢体能自由活动，生活尚能自理。元宵节时，儿子为其准备了元宵。患者在吃元宵的过程中突然停止进食，咳嗽无力、无法说话，左手卡住自己的脖子，面部表情十分痛苦。儿子立即给他拍背、喂水，但患者情况无好转，并迅速出现面色青紫、口唇发绀的情况。

情景案例 1-1 答案

【任务】1. 患者为什么会出现这种紧急情况？
　　　　2. 如何对该患者进行正确的现场急救？

成年人常因进食时说话、咀嚼不全或吞咽过猛，醉酒呕吐物反流等，导致气道异物梗阻突然发生。老年人因吞咽功能减退或是罹患脑血管疾病、药物不良反应等易造成食物坠入气道引起阻塞。

一、成人气道异物梗阻急救的目的

成人气道异物梗阻急救的主要目的为排出气道内异物，解除气道梗阻，恢复气道通畅，减少并发症的发生。

二、成人气道异物梗阻急救的适应证与禁忌证

（一）适应证

1. 适用于完全或不完全成人气道异物梗阻患者。

2. 现场无法立即进行纤维支气管镜探查。

（二）禁忌证

无绝对禁忌证。

三、成人气道异物梗阻急救操作流程

（一）自救法

自救法适用于意识清醒且具备一定救护知识和技能的气道不完全梗阻患者，现场没有其他人能帮助救助。

1. 腹部手拳冲击法：患者一只手握空心拳，以拇指侧置于自己上腹部正中线脐上两横指位置，另一只手紧握该拳，双手同时快速向内、向上做6～8次连续冲击，重复冲击直至异物排出（图1-1）。

2. 上腹部倾压法：患者将上腹部倾压于椅背、桌边、铁杆就其他硬物上，然后迅速做向前倾压动作，排出气道异物，重复多次直到异物排出（图1-2）。

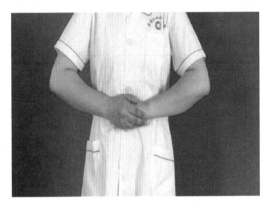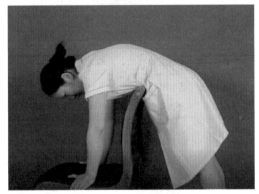

图1-1　腹部手拳冲击法　　　　　　　　图1-2　上腹部倾压法

（二）互救法

操作流程：
成人气道异物梗阻
急救技术

操作视频：
成人气道异物梗阻
急救技术

【🖥 课证融通】技能：成人气道异物梗阻急救技术（互救法）（表1-1）

表1-1　成人气道异物梗阻急救技术（互救法）

操作步骤及图示		要点说明
评估	**1. 患者** （1）评估判断。评估患者有无剧烈咳嗽？面色是否发绀？意识是否清楚？有无缺氧表现？能否站立？有无"V形手势"？快速询问患者是否被什么东西卡住了？ （2）心理护理。安抚患者情绪、配合急救 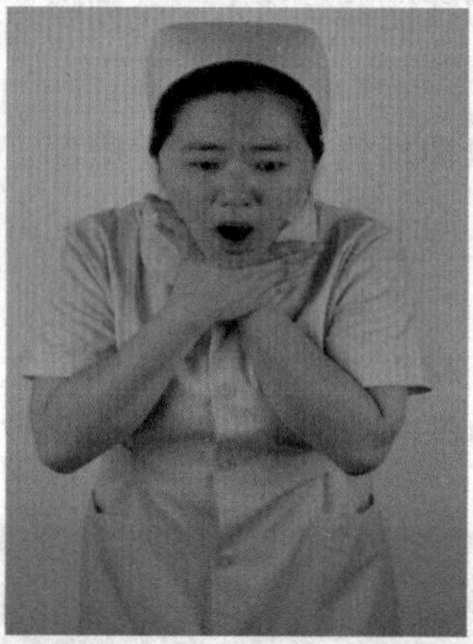 	◆ 正确识别"V形手势"，具有**急救意识**；若发生气道异物梗阻，患者只能够点头示意，无法用言语回答 ◆ 快速对患者进行**心理护理，安抚患者情绪**，使其愿意配合急救
	2. 环境　环境安静整洁，光线适中	◆ 确保现场环境安全
	3. 护士　着装整洁 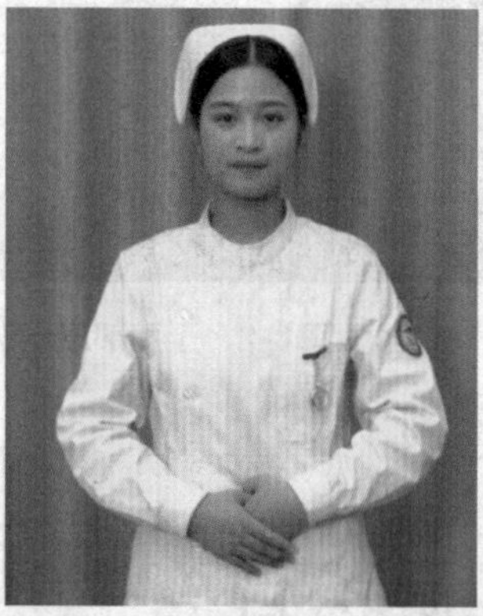	◆ 工作人员着装符合规范
实施	**1. 拍背法**　患者取立位或坐位，操作者站在患者的侧后位，一只手置于患者胸部围扶，另一只手掌根在患者两肩胛之间的脊柱上给予6～8次连续、快速拍击，直至异物排出 **2. 立位腹部冲击法** （1）患者双脚打开站立，与肩同宽，弯腰、低头、张口以便异物咳出。操作者站立在患者身后，一腿迈弓步，置于患者两腿之间	◆ 适用于意识清楚的气道不完全梗阻患者 ◆ 拍击过程中患者的头部要保持在胸部水平或低于胸部水平 ◆ **具备爱伤观念，动作轻柔、部位准确、快速有效**

续表

	操作步骤及图示	要点说明
实施	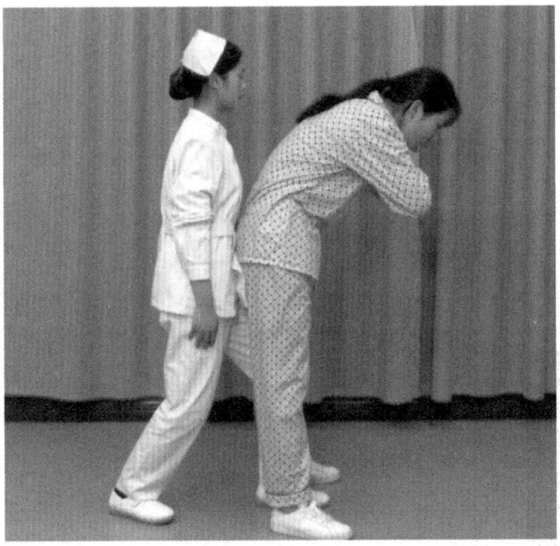	
	（2）双臂从患者腋下前伸环抱其腰部。操作者一手定位于患者正中线腹部脐上两横指远离剑突的位置，另一手呈空心拳将拇指侧置于患者腹部，换手紧握该拳，快速向内、向上做 6 ～ 8 次连续冲击，重复进行，直至异物排出 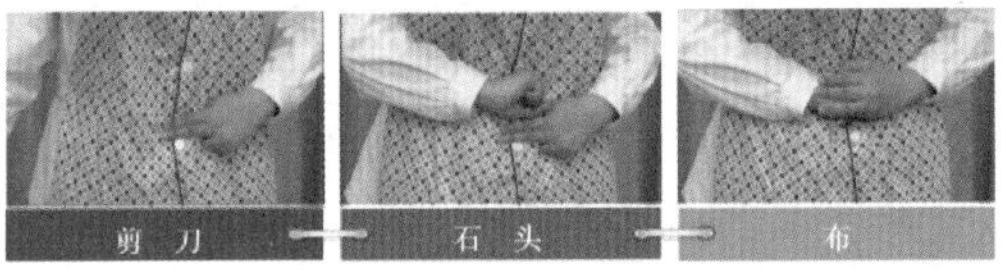	◆ 适用于意识清楚的气道梗阻患者 ◆ **关爱患者**，注意施力方向及力度，防止胸部和腹部脏器损伤
	3. 仰卧位腹部冲击法 （1）患者仰卧位，头偏向一侧，操作者面向患者，骑跨于患者髋部或跪立于髋部一侧 （2）操作者一只手的掌根置于患者正中线腹部脐上两横指处，另一只手掌根交叠，两手快速向上、向内冲击患者腹部 6 ～ 8 次，重复冲击直至异物排出 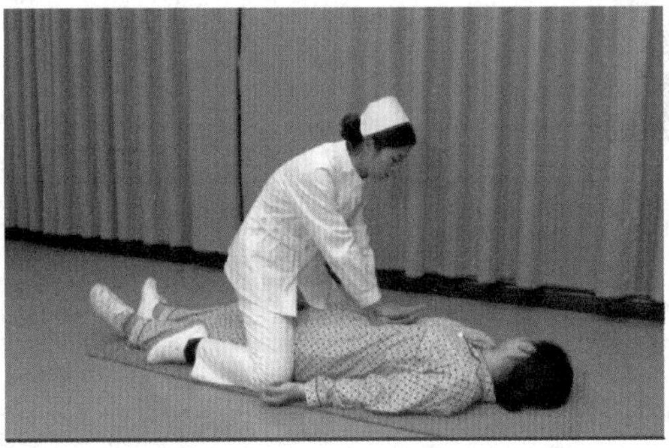	◆ 适用于意识不清的气道梗阻患者 ◆ 冲击时切勿偏斜或移动，以免损伤肝、脾等脏器 ◆ 及时检查患者口腔，如果异物排出，迅速从口腔中掏出、清理

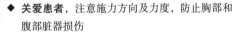

操作步骤及图示	要点说明
4. 立位胸部冲击法 （1）患者双脚打开站立，与肩同宽，弯腰、低头、张口以便异物咳出。操作者站立在患者身后，一腿迈弓步，置于患者两腿之间 （2）操作者双臂从患者腋下前伸环抱其胸部，一手握空心拳，以拇指侧顶住患者胸骨中下部，另一只手紧握该拳，快速向后做6～8次连续冲击，重复进行，直至异物排出 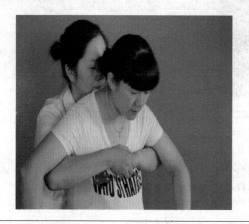	◆ 适用于意识清楚的孕妇或过度肥胖的气道异物梗阻患者 ◆ 冲击时注意避开剑突和肋骨下缘以免造成骨折 ◆ 及时检查患者口腔，确保异物排出
5. 仰卧位胸部冲击法　患者仰卧位，头偏向一侧，操作者跪于患者肩胛水平处，两手交叠，将下面一只手掌根置于其胸骨中下1/3处，垂直向下做6～8次快速、连续地冲击，直至异物排出 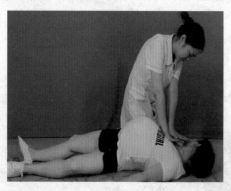	◆ 适用于意识不清的孕妇或过度肥胖的气道异物梗阻患者 ◆ 冲击时注意避开剑突和肋骨下缘，以免造成骨折 ◆ 及时检查患者口腔，如果异物排出，迅速从口腔中掏出、清理
6. 操作后处理　判断，处理。判断异物是否排出，根据患者情况，进行下一步处理 （1）异物顺利排出，安抚患者，检查患者生命体征，判断有无肋骨、内脏损伤，检查有无并发症 （2）病情加重，及时转运医院，配合医生进行进一步抢救	

注：左侧贯通合并单元格文字为"实施"

续表

操作步骤及图示	要点说明
实施 判断有无内脏、肋骨损伤，安抚患者，监测生命体征病情加重者配合进一步抢救	◆ 告知患者导致气道异物梗阻的常见原因，有针对性地进行预防 ◆ 教会患者成人气道异物梗阻急救技术
评价	**1. 质量标准** 异物有效排出，患者无内脏、肋骨等损伤，冲击部位、力度、速度、频率恰当
	2. 熟练程度 程序正确，操作规范，动作熟练，注意安全
	3. 人文关怀 关爱患者，注意保护患者的安全；护患沟通有效，充分体现人文关怀

四、操作要求及注意事项

1. 当发生气道异物梗阻，尤其是完全梗阻时应争分夺秒进行抢救，因为脑缺氧时间的长短直接关系到患者能否存活及复苏后的预后。如果现场只有唯一的施救者，先急救再拨打急救电话，如果有多人施救，可在实施急救的同时让他人呼救。

2. 实施成人气道异物梗阻急救时，冲击的部位要准确、力度要适当，以免造成肋骨骨折以及暴力冲击造成腹部器官损伤。

3. 在清除气道异物、解除气道梗阻过程中，如果患者发生心脏骤停，应立即进行徒手心肺复苏术。

4. 异物顺利排出后要送医院行进一步检查，以排除隐匿的内脏损伤。

五、成人气道异物梗阻急救考核标准

考核标准：
成人气道异物梗阻
急救技术

【自我检测】

成人气道异物梗阻急救技术任务学习自我检测单

姓名：	班级：	学号：

| 任务分析 | 识别成人气道异物梗阻情况并报告： | |
| | 成人气道异物梗阻急救技术操作： | |

任务实施	操作前：评估及准备	
	操作中：异常情况的处理	
	操作后：安置、整理与记录	

| 任务评价 | 1. 操作流程 / 技术评价
2. 职业素养评价 | |

| 实训反思 | | |

（龙林子）

实训项目二　婴儿气道异物梗阻急救技术

知识　1.归纳婴儿气道异物梗阻急救技术的操作要点。

　　　　2.说出婴儿气道异物梗阻急救技术的注意事项。

技能　1.能规范正确地进行病情评估。

　　　　2.能规范正确进行婴儿气道异物梗阻现场救护。

素质　1.增强时间就是生命的急救意识。

　　　　2.具有爱伤、护伤的职业素养。

【情景案例1-2】

情景案例1-2答案

患儿，男，8个月，家人发现其在独自玩耍过程中突然出现阵发性、痉挛性咳嗽，当时打开口腔并未发现异物。患儿咳嗽逐渐剧烈，面色逐渐发青，患儿身边散落很多玩具的小零件，家长立即拨打120将患儿送入医院。

　　【任务】1.患儿最有可能出现了什么情况？

　　　　　　2.如何对该患儿进行正确的现场急救？

气道异物梗阻是导致婴儿死亡的常见原因之一。三岁以下的婴幼儿，因会厌软骨发育不成熟，当哭笑、说话、打闹时，更加容易将口中所含物品掉入气管引起气道阻塞。常见异物有玩具零件、纽扣、笔盖、硬币、坚果、果核、果冻、汤圆等。异物坠入到气道后，阻塞呼吸道、引起气道黏膜水肿，导致婴儿呼吸困难，出现不同程度的缺氧，如不能及时、正确处理，会危及患儿生命或者导致严重的神经系统后遗症。

一、婴儿气道异物梗阻急救的目的

婴儿气道异物梗阻急救的主要目的为排出气道内异物，解除气道梗阻，恢复气道通畅，减少并发症的发生。

二、婴儿气道异物梗阻急救的适应证与禁忌证

（一）适应证

1.适用于完全或不完全气道异物梗阻患儿。

2.现场无法立即行纤维支气管镜下探查。

(二) 禁忌证

无绝对禁忌证。

三、婴儿气道异物梗阻急救操作流程

操作流程:	操作视频:
婴儿气道异物梗阻	婴儿气道异物梗阻
急救技术	急救技术

【□ 课证融通】技能：婴儿气道异物梗阻急救技术（表1-2）

表1-2　婴儿气道异物梗阻急救技术

<table>
<tr><th colspan="2">操作步骤及图示</th><th>要点说明</th></tr>
<tr><td rowspan="3">评估</td><td>**1.患儿**　评估判断。评估患儿有无剧烈呛咳、憋喘？面色是否青紫？有无呼吸困难表现？初步确定患儿病情</td><td>◆ 仔细观察患儿及周边事物，及时识别患儿情况
◆ 阵发性、痉挛性咳嗽是气管、支气管异物的典型症状</td></tr>
<tr><td>**2.环境**　环境安静整洁，光线适中</td><td>◆ 环境安全</td></tr>
<tr><td>**3.护士**　着装整洁，修剪指甲</td><td></td></tr>
<tr><td>实施</td><td>**1.背部拍击法**
（1）操作者一手拇指和食指固定患儿下颌从而固定患儿头部，将患儿俯卧并骑跨于操作者的手臂上，保持其头部低于躯干，同时操作者将手臂放在自身大腿上予以支撑

（图片）</td><td>◆ 拍击过程中固定好患儿，防止患儿从手臂滑脱
◆ 拍击过程中保持患儿头部低于躯干，利于异物排出</td></tr>
</table>

续表

操作步骤及图示	要点说明
（2）操作者用另一只手的掌根用力拍击患儿背部两肩胛骨连线中心处 4～6 次 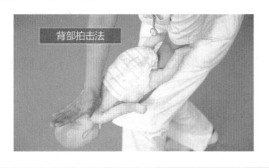	◆ 若异物未排出，则立即采用胸部手指按压法 ◆ 减少患儿哭闹，以免因异物变位，导致梗阻加重，危及患儿生命
2.胸部手指按压法 （1）操作者一手固定患儿头部同时保护患儿颈部，将患儿翻转过来，患儿仰卧于操作者另一只手臂上，头部略低于躯干 （2）操作者用两手指按压患儿两乳头连线与胸骨中线交界点下一横指处 4～6 次，必要时可与背部拍击法交替使用，直至异物排出 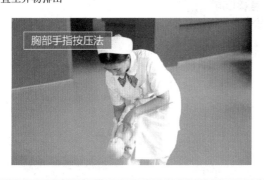	◆ 按压过程中固定好患儿，防止患儿从手臂滑脱 ◆ 按压过程中保持患儿头部低于躯干，利于异物排出 ◆ 及时检查患儿口腔，如果发现异物及时清除
3.操作后处理　判断，处理。判断异物是否排出，根据患儿情况，进行下一步处理 （1）异物顺利排出，安抚患儿家属情绪，检查患儿生命体征，听诊双肺呼吸音，判断有无内脏损伤，检查有无并发症 （2）病情加重，及时转运医院，配合医生进行进一步抢救	◆ 告知患儿家属导致气道异物梗阻的常见原因，有针对性地进行预防 ◆ 教会患儿家属婴儿气道异物梗阻急救技术

评价	
1.质量标准　异物有效排出，患儿无内脏损伤，冲击部位、力度、速度、频率恰当
2.熟练程度　程序正确，操作规范，动作熟练，注意安全
3.人文关怀　关爱患儿，注意保护患儿的安全；沟通有效，充分体现人文关怀

四、操作要求及注意事项

1. 当发生气道异物梗阻，尤其是完全梗阻时应争分夺秒进行抢救，因为脑缺氧时间的长短直接关系到患儿能否存活及复苏后的预后。有效的急救措施可明显减轻患儿的临床症状，减少并发症的发生。

2. 实施婴儿气道异物梗阻急救时，一定要固定好患儿，防止患儿滑脱坠地，拍击 / 按压的部位要准确、力度要适当，以免造成内脏损伤。

3. 在清除气道异物、解除气道梗阻过程中，如果患儿发生心脏骤停，应立即进行徒手心肺复苏术。

4. 异物顺利排出后要送医院行进一步检查，以排除隐匿的内脏损伤。

五、婴儿气道异物梗阻急救考核标准

考核标准：
婴儿气道异物梗阻
急救技术

【自我检测】

婴儿气道异物梗阻急救技术任务学习自我检测单

	姓名： 班级： 学号：	
任务分析	识别婴儿气道异物梗阻情况并报告：	
任务分析	婴儿气道异物梗阻急救技术操作：	
任务实施	操作前：评估及准备	
	操作中：异常情况的处理	
	操作后：安置、整理与记录	
任务评价	1. 操作流程 / 技术评价 2. 职业素养评价	
实训反思		

（龙林子）

任务二　心脏骤停患者现场救护

心脏骤停是指各种原因引起的心脏突然停止搏动，有效射血功能消失，不能搏出足量的血液保证重要脏器供应，特别是危及大脑和心脏功能。心脏骤停时，患者意识突然丧失或伴有短暂的抽搐，大动脉搏动消失，测不到血压，呼吸断续或呈叹息样，随后停止，面色苍白或青紫，瞳孔散大或固定。大脑耐受缺氧的时间只有 4 ～ 6 min，如果心脏骤停超过 4 min，中枢神经系统将会因严重缺氧导致不可逆的永久损害，并危及生命。若能在心脏骤停发生 4 mim 内及时采取正确有效的复苏措施，则可能挽救患者的生命且不留有后遗症。

对于心脏骤停的患者，紧急救治程序是患者成功复苏的关键，《2020 年美国心脏协会心肺复苏及心血管急救指南》提出了院外心脏骤停生存链（图 1-3）和院内心脏骤停生存链。

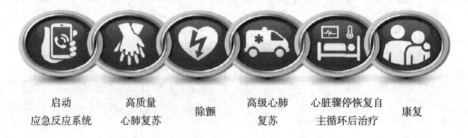

启动	高质量		高级心肺	心脏骤停恢复自	
应急反应系统	心肺复苏	除颤	复苏	主循环后治疗	康复

图1-3　院外心脏骤停生存链

实训项目一　单人徒手心肺复苏技术

学习目标

知识	1. 归纳单人徒手心肺复苏的适应证。
	2. 说出单人徒手心肺复苏的注意事项。
技能	1. 能规范正确地完成胸外按压的操作。
	2. 能规范正确地开放气道和进行口对口人工呼吸。
素质	1. 具有时间就是生命的急救意识。
	2. 具备精益求精的职业素养，提高急救能力。

【情景案例1-3】

患者，男，56岁，既往有冠心病史，长期坚持服药。10月27日在公园晨练时突然晕倒在地，路人呼之不应，检查发现面色发青、嘴唇发绀、呼吸停止。

【任务】1. 作为现场的一名目击者，该如何对该患者实施急救？
　　　　2. 实施急救时有哪些注意事项？

情景案例 1-3 答案

一、单人徒手心肺复苏的目的

利用心胸泵的原理将血液从心脏挤压出来以维持全身的血液循环，从而缓解因心脏骤停导致的缺血、缺氧。

二、单人徒手心肺复苏的适应证与禁忌证

（一）适应证

1. 意外事件所致的心脏骤停。
2. 各种原因引发的休克所致的心脏骤停。
3. 各种原因引起的中毒所致的心脏骤停。
4. 器质性心脏疾病所致的心脏骤停。
5. 严重的水电解质酸碱平衡紊乱所致的心脏骤停。
6. 药物所致严重的心律失常。
7. 手术或麻醉意外所致的心脏骤停。

（二）禁忌证

1. 严重的胸廓畸形。
2. 广泛性肋骨骨折。
3. 血气胸。
4. 心包填塞。
5. 心脏外伤。
6. 晚期癌症等。

三、单人徒手心肺复苏操作流程

操作流程：
单人徒手心肺
复苏技术

操作视频：
单人徒手心肺
复苏技术

【口课证融通】技能：单人徒手心肺复苏技术（表1-3）

表1-3　单人徒手心肺复苏技术

操作步骤及图示		要点说明
	1. 环境评估 首先观察现场环境是否安全，如有危险及时排除	◆ 如有危险需要及时排除
评估	**2. 患者评估** （1）评估患者意识状态 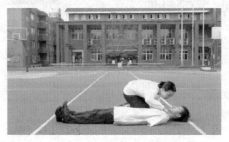	◆ 施救者轻拍患者肩部并大声呼唤，判断患者意识，若呼之不应，说明意识丧失
	（2）现场紧急呼救 立即拨打120，启动应急反应 EMSS 系统 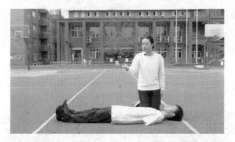	◆ 呼救时请周围其他人帮忙拨打"120"急救电话，获取自动体外除颤仪（AED），并寻找能够一起参与现场急救的人员
	（3）评估患者大动脉搏动 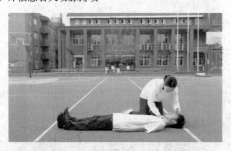	◆ 施救者触摸患者近侧的颈动脉，判断时间至少5秒，不超过10秒，若无搏动，说明颈动脉搏动消失
	（4）评估患者有无自主呼吸 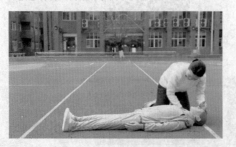	◆ 施救者在评估患者有无大动脉搏动同时，用双眼扫射患者胸腹部，观察有无起伏；若无起伏，说明呼吸停止 ◆ 患者无意识、无颈动脉搏动即可诊断心脏骤停

续表

操作步骤及图示	要点说明
1. 安置复苏体位 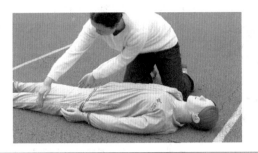	◆ 患者仰卧于硬板或平坦地面上，双手放于身体两侧，保持头、颈、躯干位于同一轴线上，身体无扭曲，松开衣领、腰带，暴露胸壁
2. 胸外心脏按压（C） （1）按压部位：胸骨中下 1/3 处 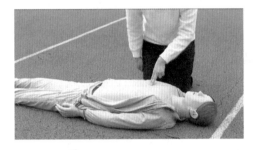	◆ 定位方法：一是两乳头连线中点，二是胸骨中下 1/3 交界处
（2）按压手法：一只手掌根放于按压部位，另一手平行重叠于此手背上，十指相扣，下面的手指上翘，双手肘关节伸直，利用上身重力垂直下压 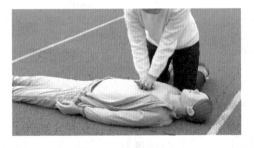	◆ 按压姿势：伸直上肢；肩手正对；身体重力；垂直下压；两手掌根重叠，手指翘起不接触胸壁
（3）按压深度：使胸骨下陷 5～6 cm 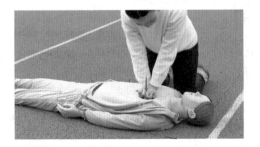 （4）按压频率：100～120 次 / 分	◆ 按压要求：每次按压后胸廓要充分回弹，施救者的手不能离开胸壁，但不能对胸壁施压，连续按压 30 次为一组

左侧表格外标注：实施

操作步骤及图示	要点说明
3. 开放气道（A） （1）清理气道 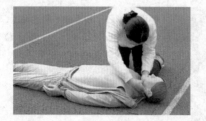 （2）开放气道 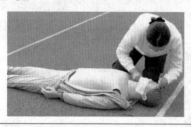	◆ 判断患者有无颈椎损伤 ◆ 检查口鼻腔，头偏一侧，清理口腔、鼻腔分泌物，若有义齿，取下活动义齿 ◆ 无颈椎损伤推荐使用的方法是压额抬颏法，如有颈椎损伤或者怀疑颈椎损伤者采用双手托下颌法开放气道
4. 人工呼吸（B） （1）口对口人工呼吸：吹气量 500～600 mL，呼吸频率为 10～12 次/分，每次吹气时间不少于 1 秒，连续吹气 2 次 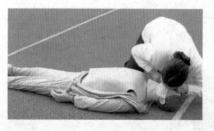 （2）人工呼吸 2 次后，立即进行胸外按压；按压与人工呼吸之比为 30∶2；连续 5 个循环（约 2 分钟）	◆ 施救者正常吸气后，用口完全包住患者的口唇，捏紧患者鼻孔，缓慢吹气，每次吹气时间不少于 1 秒，眼睛余光观察胸廓有无有明显起伏。一次吹气结束后，松开鼻孔，让患者呼气，接着进行第 2 次吹气，连续 2 次为一组循环
5. 判断复苏效果 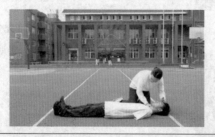	◆ 复苏有效指征： 1. 颈动脉搏动恢复 2. 自主呼吸恢复 3. 瞳孔由大变小，对光反射存在 4. 面色、口唇、甲床、皮肤颜色逐渐转红润 5. 意识恢复，出现挣扎、躁动 6. 收缩压 ≥ 60 mmHg
6. 操作后处理 （1）整理衣物，安抚患者，协助患者取舒适体位，等待进一步生命支持 （2）记录抢救过程	◆ 根据患者病情选择合适体位，用物处理及时、准确 ◆ 记录抢救过程及反应，抢救效果

实施 — 评估（左侧竖排标注）

续表

操作步骤及图示	要点说明
评价	**1. 质量标准**　心肺复苏有效，患者无并发症发生
	2. 熟练程度　程序正确，操作规范，动作熟练，反应敏锐
	3. 人文关怀　关爱患者，体现了时间就是生命

四、操作要求及注意事项

1. 判断颈动脉搏动：用示指和中指在喉结近侧两横指处触摸，时间 5 ～ 10 秒。

2. 胸外心脏按压位置：胸骨中下 1/3 交界处。

3. 胸外心脏按压手法：双手掌根重叠，手指翘起。

4. 胸外心脏按压姿势：肘关节保持伸直，肩、肘、腕在一条直线上，垂直于胸壁，用上半身的力量向下按压。

5. 胸外心脏按压深度和频率：按压深度 5 ～ 6 cm，按压频率 100 ～ 120 次 / 分。

6. 每次按压后，让胸壁完全回弹，尽可能地减少按压的中断。

7. 开放气道：患者颈部无损伤，用压额抬颏法开放气道。患者颈部有损伤，用双手托颌法开放气道。

8. 胸外心脏按压时要注意观察患者面色变化，人工呼吸时要注意观察患者胸廓是否有起伏。

五、单人徒手心肺复苏考核标准

【口课赛融通】技能：单人徒手心肺复苏技术考核标准

单人徒手心肺复苏是全国职业院校技能大赛护理技能赛项项目，按照比赛规程和要求，该操作考核标准见《考核标准：单人徒手心肺复苏技术》二维码。

考核标准：
单人徒手心肺
复苏技术

【自我检测】

单人徒手心肺复苏技术任务学习自我检测单

姓名：　　　　　班级：　　　　　学号：		
任务分析	识别心脏骤停并报告：	
	单人徒手心肺复苏技术操作：	
任务实施	操作前：评估患者	
	操作中：呼救 　　　　胸外心脏按压 　　　　开放气道 　　　　人工呼吸	
	操作后：复苏效果评价指标	
任务评价	1. 操作流程/技术评价 2. 职业素养评价	
实训反思		

（缪礼红、周立蓉）

实训项目二　自动体外除颤技术

> **知识**　1. 说出自动体外除颤操作流程。
>
> 　　　　2. 归纳自动体外除颤注意事项。
>
> **技能**　1. 能规范正确地进行自动体外除颤。
>
> 　　　　2. 能将自动体外除颤与心肺复苏（CPR）紧密衔接。
>
> **素质**　1. 具有珍爱生命的急救意识。
>
> 　　　　2. 具有救死扶伤的职业使命感。

【情景案例1-4】

李某，男，38岁，今晨在参加马拉松挑战赛途中突发心脏骤停，城市院前急救中心人员到达现场后即行高质量心肺复苏联合AED进行抢救。

　　【任务】1. 该如何使用AED进行电除颤？

　　　　　　2. 使用AED时的注意事项有哪些？

情景案例1-4答案

自动体外除颤仪，简称 AED，是一种方便携带，操作简单，能自动识别、分析心脏骤停患者心律并予以体外电击除颤的急救设备。院外心脏骤停抢救时，在实施心肺复苏的同时，若公共场所投放有 AED，应第一时间获取 AED 并立即使用。AED 操作简单，自带操作语音提示和图文教程，可被非专业人员使用抢救心脏骤停患者。

一、自动体外除颤的适应证与禁忌证

（一）适应证

各种原因导致心脏骤停患者，尤其是医院外发生的心脏骤停。

（二）禁忌证

无绝对禁忌证。

二、自动体外除颤操作流程

操作流程：
自动体外除颤技术

操作视频：
自动体外除颤技术

【🔲 课证融通】技能：自动体外除颤技术（表1-4）

表1-4　自动体外除颤技术

操作步骤及图示		要点说明
	1. 环境　现场环境安全	◆ 左右环顾判断四周环境是否安全及有无高空坠物风险
评估	**2. 患者** （1）安置去枕仰卧硬质平面 （2）解开衣服，松开裤腰带，暴露胸部 	◆ 了解患者胸腔有无安装起搏器 ◆ 若施救对象为溺水人群或者患者胸壁有汗液，应擦净胸壁 ◆ 如患者有胸毛，应快速剃除胸毛
	3. 用物　一台性能良好的 AED	◆ 现场有条件可备剪刀、擦拭纸巾、球囊面罩等
	4. 护士　着装整齐	◆ 未穿戴金属及导电饰物

操作步骤及图示	要点说明
实施	
1. 开机 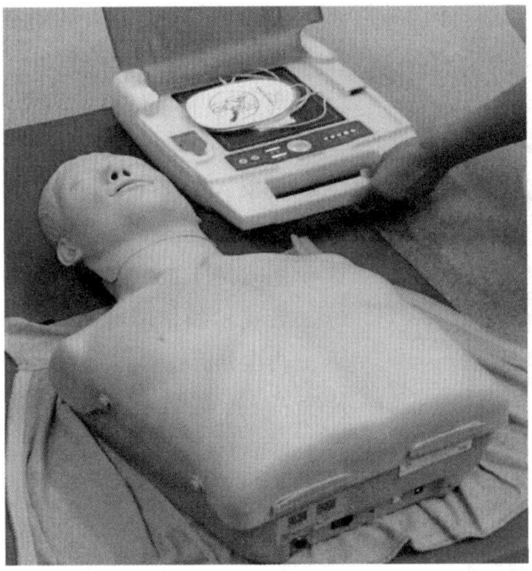 	◆ 打开盒盖，AED 自动开启 ◆ 开机后按照语音提示进行下一步操作
2. 贴放电极片，连接 AED 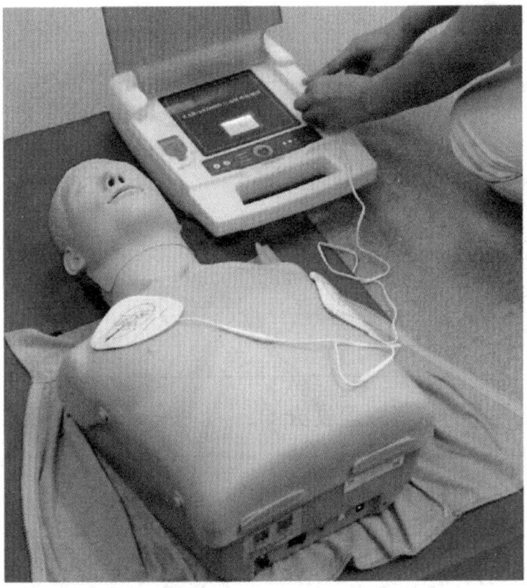 	◆ 开机后按照语音提示和图示，将两片电极片分别贴放于患者胸前区左腋前线第 5 肋间和胸骨右缘第 2 肋间 ◆ 将电极片导联线插入 AED
3. 等待 AED 自动分析心律 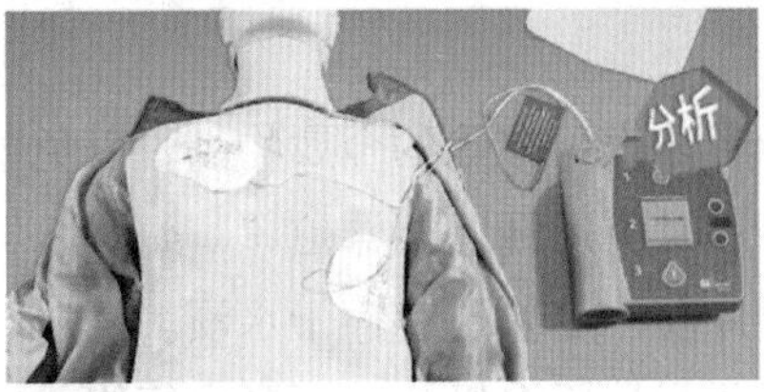 	◆ AED 能自动分析患者心律并充电 ◆ 等待期间任何人不能接触患者 ◆ 等待 AED 自动分析心律结束后会发出语音提示告知是否需要除颤

操作步骤及图示	要点说明
4. 根据 AED 语音提示，继续下一步操作 （1）若 AED 建议除颤，立即给予除颤 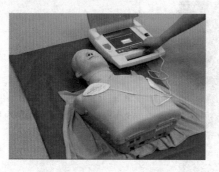 （2）若 AED 不建议除颤，立即予以心肺复苏	◆ AED 发出"除颤"语音提示后，遣散周围人群，可大声喊出："请所有人都离开"，再环顾患者四周，确认无人接触患者，即可按下"除颤"按钮 ◆ 如果 AED 不建议除颤，则立即从胸外按压开始进行 5 个循环的心肺复苏，使用时，只需要按照自动体外除颤仪的语音提示操作即可。每两分钟，AED 会再次分析心律，判断是否需要除颤
5. 除颤后立即实施心肺复苏 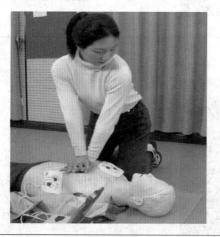	◆ 除颤完成后，继续按照国际心肺复苏指南进行 5 个循环的心肺复苏后再判断自主呼吸和心跳是否恢复。如果恢复，停止复苏，进一步生命支持。如果没有恢复，则进行下一轮心肺复苏循环

实施（左侧列标）

评价		
	1. 质量标准	自动体外除颤操作流程正确，手法规范，患者除颤成功
	2. 熟练程度	程序正确，操作规范，争分夺秒，急救意识强
	3. 人文关怀	尊重生命，关爱患者，充分体现人文关怀

三、操作要求及注意事项

1. 实施自动体外除颤前，需快速移除患者体表可移除的金属物品，以免影响除颤。

2. 若患者胸腔内装有起搏器，贴放电极片时应避开起搏器位置。

3. 若患者胸前区皮肤有水，在贴放电极片前一定要迅速擦干水渍。

4. 为儿童实施自动体外除颤时，应使用儿童专用电极片，不可自行修剪成人电极片。

5.在对心脏骤停患者实施心肺复苏过程中，只要 AED 到达现场，应立即终止心肺复苏操作，马上实施自动体外除颤。

6.电除颤与 CPR 紧密衔接，尽量减少 CPR 的中断时间。

四、自动体外除颤考核标准

考核标准：
自动体外除颤技术

【自我检测】

自动体外除颤技术任务学习自我检测单

姓名：		班级：	学号：
任务分析	准确评估患者病情是否符合除颤适应证：		
	正确进行自动体外除颤技术操作：		
任务实施	操作前：AED 及患者准备		

续表

		姓名： 班级： 学号：
任务实施	操作中：依据流程正确操作	
	操作后：自动体外除颤与 CPR 紧密衔接	
任务评价	1. 操作流程 / 技术评价 2. 职业素养评价	
实训反思		

（龚丽清）

实训项目三　非同步直流电击除颤技术

知识	1. 说出非同步直流电击除颤的适应证与禁忌证。
	2. 归纳非同步直流电击除颤注意事项。
技能	1. 能根据患者病情与心电图波形正确选择除颤方式。
	2. 能规范正确地进行非同步直流电击除颤。
素质	1. 具有珍爱生命的急救意识。
	2. 具有救死扶伤的职业使命感。

【情景案例1-5】

情景案例 1-5 答案

张某，男，60岁，急性心肌梗死患者。急诊科护士遵医嘱为其进行心电监护。监护过程中，患者突然意识丧失，颈动脉搏动消失，心电图呈现以下特点：无法辨认QRS波群、ST段与T波，出现了形态不一、频率及节律极不规则的波形。

【任务】1. 请问张某出现了何种心律失常？

2. 张某应如何实施抢救？

非同步直流电击除颤是将一定强度的高能脉冲电流，通过电极板直接或经过胸壁作用于心脏，瞬间使所有或大部分心肌细胞同时除极，然后由最高自律性的起搏点（通常为窦房结）重新主导心脏节律以消除快速异位心律失常，使之转复为窦性心律的治疗方法。目前，非同步直流电击除颤被认为是治疗心室颤动最有效的方法，实施愈早，成功率愈高。

一、非同步直流电击除颤的适应证与禁忌证

（一）适应证

心室颤动、心室扑动、无脉性室性心动过速。

（二）禁忌证

除心室颤动、心室扑动、无脉性室性心动过速以外的心律失常。

二、非同步直流电击除颤操作流程

操作流程：
非同步直流电击
除颤技术

操作视频：
非同步直流电击
除颤技术

【 口 课证融通 】技能：非同步直流电击除颤技术（表1-5）

表1-5　非同步直流电击除颤技术

操作步骤及图示	要点说明
1. 核对医嘱　复述医生医嘱	◆ 大声复述医生口头医嘱
2. 患者 （1）病情：评估患者意识、大动脉搏动、呼吸情况 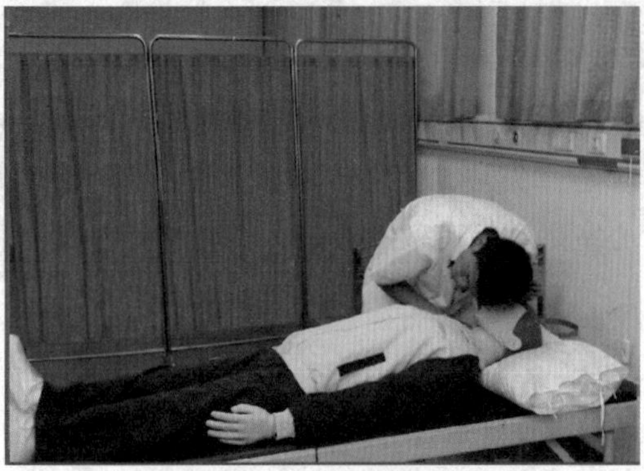 （2）心电图：评估患者心电图波是否显示心室颤动、心室扑动、无脉性室性心动过速等电击除颤绝对适应证 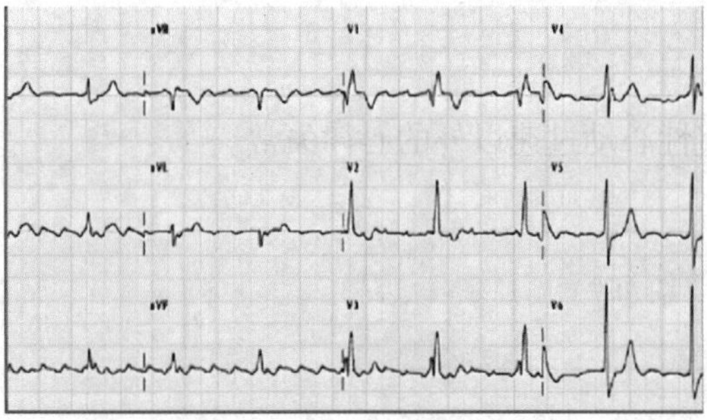 	◆ 患者意识丧失、颈动脉搏动消失、无自主呼吸，心电图显示心室颤动、心室扑动或是无脉性室性心动过速为心脏电击除颤绝对适应证
3. 环境　宽敞、明亮、安全	◆ 周围无关人员需回避 ◆ 注意保护患者隐私
4. 用物　用物准备齐全，均在有效期内，符合行业标准 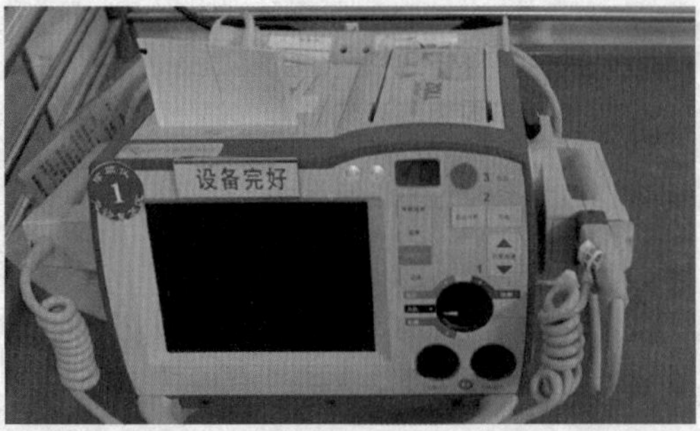 	◆ 监护型除颤仪（性能良好，电量充足、导连线连接正确、电极板完好）、导电糊或生理盐水纱布4块、一次性电极片、治疗车、弯盘、手消毒液、笔、抢救记录单等

评估（纵向标注）

操作步骤及图示	要点说明
5. 护士 着装整洁 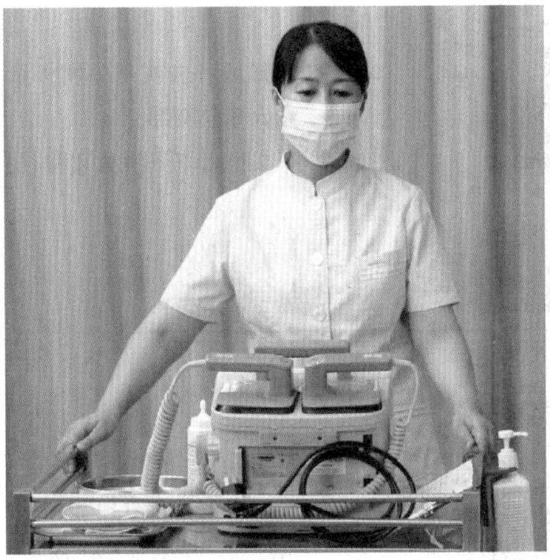 	◆ 未佩戴导电或金属饰物
1. 携除颤用物快速至床旁 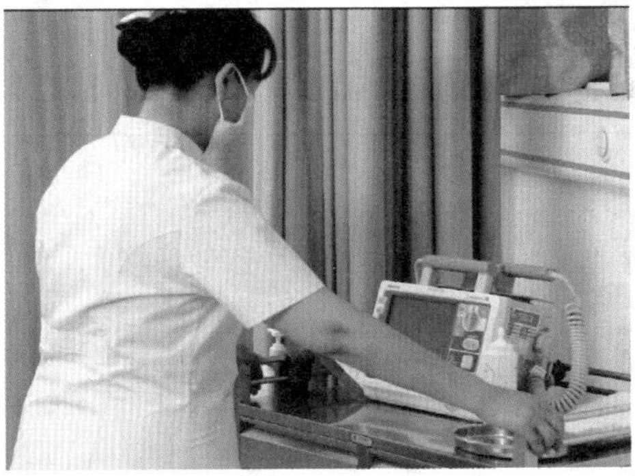 	
2. 除颤仪开机 迅速连接电源，打开除颤仪开关 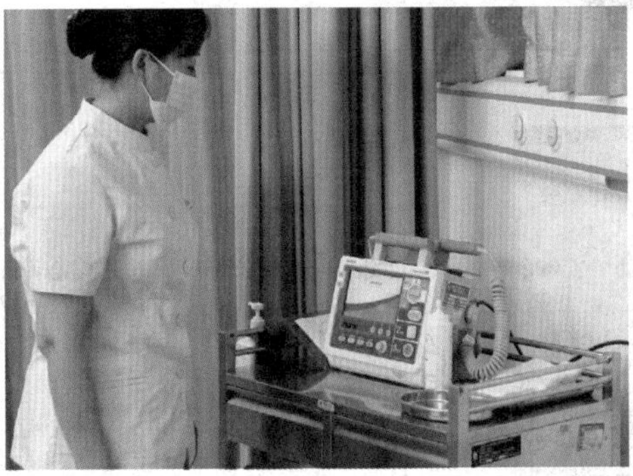 	◆ 开机后除颤仪默认为"非同步"状态
3. 安置患者体位，去除其身上金属及导电饰物	

注：表格左侧纵向分栏依次为"评估""实施"。

操作步骤及图示	要点说明
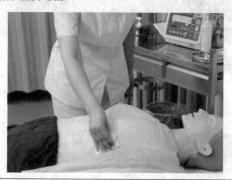	◆ 安置患者去枕平卧硬板床，松解衣扣，充分暴露胸部 ◆ 有义齿者取下活动义齿
4. 清洁除颤部位皮肤 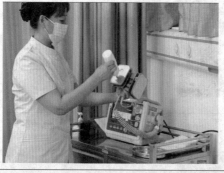	◆ 检查皮肤是否有异常，无异常用生理盐水纱布清洁除颤部位皮肤 ◆ 若患者胸腔内置起搏器，确认起搏器位置
5. 涂抹导电糊 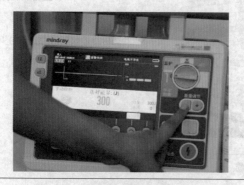	◆ 将导电糊均匀涂抹在除颤仪电极板上 ◆ 若无导电糊，则用生理盐水纱布包裹电极板
6. 选择除颤能量	◆ 单相波除颤仪成人起始除颤能量为 360 J ◆ 双相波除颤仪成人起始除颤能量为 120 ～ 200 J

实施 列于表格最左侧

续表

操作步骤及图示	要点说明
7. 正确放置电极板　A（Apex）正极电极板放在心尖部，即左乳外下方或左腋前线第5肋间；S（Sternum）负极电极板放在心底部，即胸骨右缘第2～3肋间 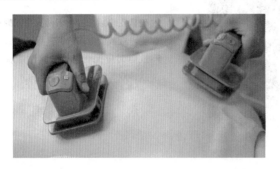	◆ 电极板放置时应贴紧皮肤，并有一定的压力 ◆ A、S两个电极板之间距离不小于10 cm ◆ 若患者体内植入起搏器，电极板位置应避开起搏器部位10 cm
8. 除颤仪充电 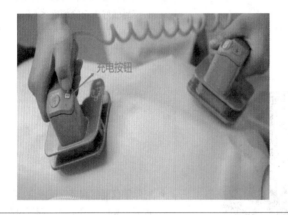	◆ 按下电极板上充电按钮，除颤仪自动充电至所选择的能量大小
9. 再次确认患者心电图波形	◆ 再次确认患者心电图是否为心室颤动、心室扑动或无脉性室性心动过速波形
10. 安全确认　确保操作者自身、周围人群与患者及病床无接触 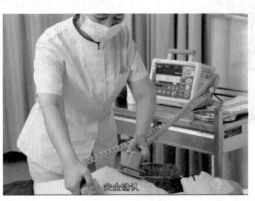	◆ 高声喊出："请所有人都离开"

实施

操作步骤及图示	要点说明
11. 放电 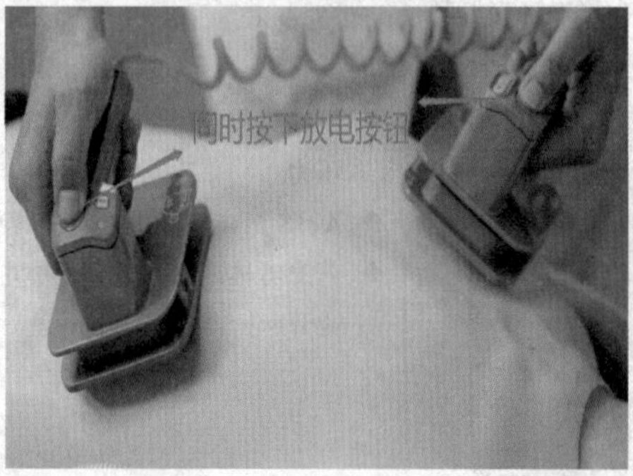 同时按下放电按钮	◆ 确认安全后，操作者两拇指同时按下两侧电极板放电按钮，进行电击除颤 ◆ 放电时应保证电极板紧贴患者胸部皮肤，双臂伸直，压力均匀
12. 评估除颤效果	◆ 放电后，患者胸部和上肢肌肉抽动，随即观察心电图是否转为窦性心律 ◆ 必要时做好再次除颤准备
13. 操作后处理 （1）除颤仪关机断电 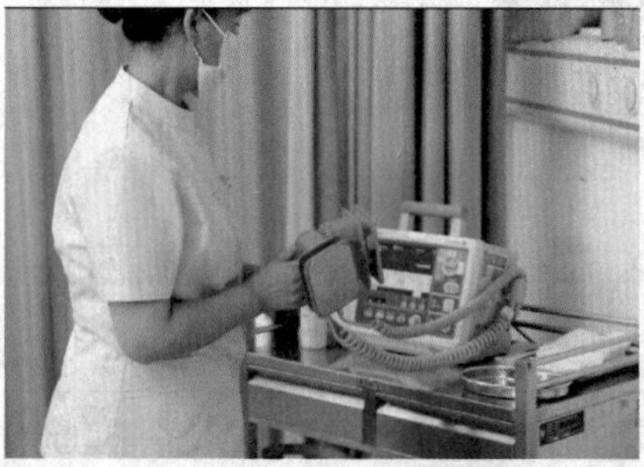 （2）安置患者　评估除颤部位皮肤并清洁，协助取舒适体位 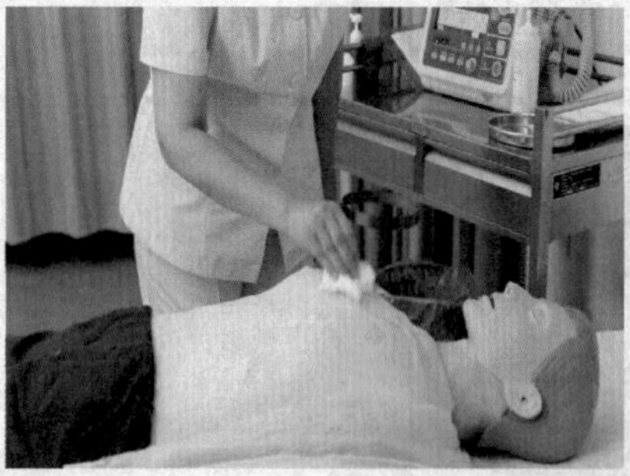 （3）整理用物 （4）洗手，记录	◆ 将除颤仪能量调节旋钮回位，除颤仪电量调至 0J，关闭开关，断开电源 ◆ 评估患者除颤部位皮肤有无灼伤、破溃，清洁胸部皮肤 ◆ 协助穿衣，取舒适体位，整理床单位 ◆ 擦净电极板并放回电极槽内，检查配件齐全后放回原位，除颤仪充电备用，垃圾分类处理，登记使用情况

实施

续表

操作步骤及图示		要点说明
评价	**1. 质量标准** 非同步直流电击除颤操作流程正确，定位准确，手法正确	
	2. 熟练程度 程序正确，沉着冷静，争分夺秒，急救意识强	
	3. 人文关怀 敬畏生命，关爱患者，保护隐私，充分体现人文关怀	

三、操作要求及注意事项

1. 实施非同步直流电击除颤前，应准确识别患者心电图类型，选择正确的电除颤方式，检查除颤设备是否完好，做好抢救准备。

2. 电极板涂抹导电糊时需涂抹均匀，避免溢出，防止灼伤皮肤；除颤时，不能用耦合剂代替导电糊。

3. 电极板安放位置准确，与患者皮肤应紧密接触。

4. 除颤仪放电时，确保患者、操作者自身及周围人群避免接触患者或患者接触的物品，以免触电。

5. 除颤完毕，应立即擦净电极板上的导电糊，防止导电糊干涸后使电极板表面凹凸不平，容易造成患者皮肤灼伤，影响除颤。

6. 除颤一次如未转为窦性心律，应立即进行 5 次循环 CPR 高质量胸外按压，再评估是否需要再次除颤。

7. 除颤后应密切观察患者呼吸、血压、心律和心率变化，直至患者清醒。

四、非同步直流电击除颤考核标准

考核标准：
非同步直流电击
除颤技术

【自我检测】

非同步直流电击除颤技术任务学习自我检测单

姓名：		班级：	学号：
任务分析	准确评估患者病情和心电图类型：		
任务分析	进行非同步直流电击除颤操作：		
任务实施	操作前：患者及心电图类型识别		
	操作中：依据流程正确操作		
	操作后：妥善安置患者，整理用物		
任务评价	1.操作流程／技术评价 2.职业素养评价		
实训反思			

（向华）

任务三 外伤患者现场救护

发生现场外伤时，急救人员首先应迅速了解伤员生命体征，包括呼吸、脉搏、血压及机体各部位伤情。如果有心肺功能障碍者，应在施行有效心肺复苏的同时及时止血、包扎、固定，然后考虑搬运等措施。在现场特殊条件下，不管是什么性质的外伤，也不管是什么部位的外伤，如果能及时、正确、有效地运用止血、包扎、固定、搬运等基本的急救技术，对挽救病员生命、防止病情恶化、减少伤病员痛苦和并发症等方面均有良好的作用。因此，止血、包扎、固定、搬运技术是每一个院前急救人员必须熟练掌握的急救技术，也是每一个急救医务人员需要了解的技术，而且应该在广大人民群众中大规模推广应用，以提高大家的自救、互救能力。

实训项目一 止血技术

 学习目标

知识	1. 复述不同止血技术的操作要点。
	2. 说出不同类型出血的特点及判断出血量。
技能	1. 能快速准确的评估出血的类型及出血量。
	2. 能规范正确地进行止血技术操作。
素质	1. 具有生命第一、时效为先的急救意识。
	2. 具有爱伤、关伤意识，具有临危不乱、从容应对的职业素养。

【情景案例1-6】

某高速公路距离收费站约1500 m左右处因车祸致一人受伤，救护人员赶到现场检查后发现，受伤者神志清楚，呼吸、脉搏尚正常，口咽部未见明显异物及出血，仅诉有点心慌，左上肢疼痛难忍，其左前臂可见外伤出血；左下肢小腿前面见创面约8 cm左右，可见渗血，疼痛明显；其他未见明显异常。

情景案例1-6答案

【任务】1. 作为救护者，该如何实施急救？
　　　　2. 实施急救时有哪些注意事项？

血液是维持生命的重要物质，对于人的正常生理非常重要。成年人的血容量约占体重的8%。当伤口小、出血量少时，伤者全身情况无明显变化。当损伤后出血量超过总血容量的20%（800～1000 mL）时，就会出现头晕、面色苍白、手脚发凉、脉搏细弱、血压下降、出冷汗、少尿等休克表现。当出血量达到总血容量的 40% 时，伤病员则有生命危险。外伤发生后，失血的速度越快，出血量越多，对人的生命威胁越大，几分钟内失血1000 mL 就可致人死亡。所以，在外伤现场根据伤口的部位、大小、深度以及出血的颜色、速度，迅速判断出血的性质，决定止血方法，是挽救伤员生命的关键。动脉出血时，颜色鲜红，出血量多、速度快，呈喷射状，有搏动，与脉搏节律相同，需要紧急止血；静脉出血时，颜色暗红，出血速度较慢，呈持续涌出，不能自行止血；毛细血管出血时，颜色鲜红，出血量少，呈片状渗出，常常可以自行凝固而止血。以下介绍的是外伤患者现场救护中外出血的止血方法，包括指压止血法、加压包扎止血法、止血带止血法等；脏器破裂造成的内出血或颅内出血等情况，需经医院手术治疗。

一、止血的目的

止血的目的主要是尽快控制出血量，避免血液大量丢失，预防失血性休克，维持生命体征的稳定。如果大量出血、止血不及时，会引发失血性休克。患者体内现有的血容量无法维持循环系统向全身的组织器官输送足够的氧和其他营养物质。组织器官的血流灌注减少，会导致细胞处于缺氧的状态。大量的代谢废物在体内堆积会导致器官功能紊乱，甚至会导致多器官衰竭，严重危及生命健康，出现呼吸困难、尿量减少、神志昏迷等临床症状。

二、常用的止血法

（一）指压止血法

指压止血法是指抢救者用手指把出血部位近端的动脉血管压在骨骼表面，使血管闭塞，血流中断而达到止血目的。适用于头、颈部和四肢的动脉出血，是一种快速、有效的首选止血方法，不宜持久采用。出血部位不同，指压止血的压迫点不同，全身主要动脉压迫点见图 1-4。

（二）加压包扎止血法

加压包扎止血法是急救中最常用的止血方法之一。先在伤口上覆盖无菌敷料后，再用纱布、棉花、毛巾、衣服等折叠成相应大小的垫子，置于无菌敷料上面，然后再用绷带、三角巾等加压包扎，以停止出血为度。这种方法适用于小动脉以及静脉或毛细血管的出血。伤口内有碎骨片时，禁用此法，以免加重损伤。

（三）屈肢加垫止血法

肘或膝关节以下出血，如果无骨关节损伤，在肘窝或腘窝内用纱布、棉垫（花）、毛巾等作垫，让患者屈肘或者屈膝，然后用三角巾、绷带或手帕等固定肢体于屈曲位置，可起到止血的目的。

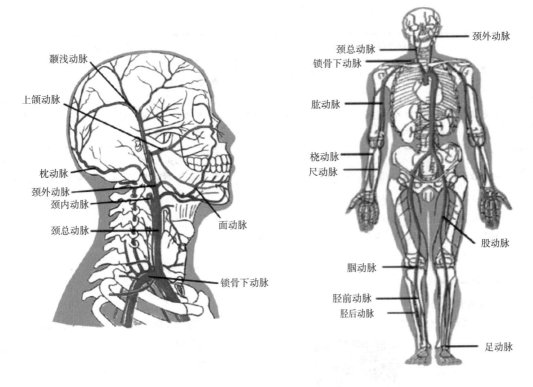

图1-4　全身主要动脉压迫点

（四）止血带止血法

止血带止血法指用不同类型的止血带（布条止血带、橡皮止血带、气压止血带等）捆扎出血肢体，通过加压压迫血管、阻断血流而止血的方法。适用于四肢大动脉的出血，只有在其他止血法都不能止血时才用此法。

三、止血技术操作流程

操作流程：
止血技术

操作视频：
指压止血法

操作视频：
加压包扎止血法

操作视频：
止血带止血法

【🖰课证融通】技能：止血技术（表1-6）

表1-6　止血技术

操作步骤及图示		要点说明
评估	**1. 环境评估**　首先观察现场环境是否安全，如有危险需要及时排除	◆ 确定环境安全
	2. 患者评估　评估患者的意识、伤情，出血部位、颜色、方式等	◆ 患者需要了解止血技术的目的、操作过程及注意事项，愿意配合
	3. 自身评估　着装整洁，洗手，必要时戴手套	◆ 采用七步洗手法洗手 ◆ 有条件时戴无菌手套，避免直接接触伤病员的血液
	4. 用物评估　用物准备齐全，摆放有序，符合要求 根据需要准备无菌敷料、纱布、三角巾或绷带、橡皮止血带、衬垫、胶布等	
实施	**1. 指压止血法** ❖ **头面部出血** （1）头顶部出血　压迫颞浅动脉搏动点 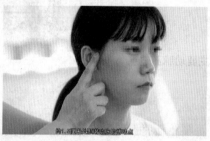 （2）颜面部出血　压迫面动脉搏动点 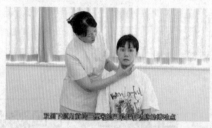 （3）头顶部或面部深部出血　压迫颈总动脉搏动点 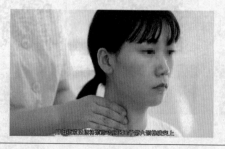	◆ 用拇指或食指压迫出血同侧耳屏前缘1.5cm处的颞浅动脉，将其压向下颌关节面，以阻断血流 ◆ 用一只手的拇指和食指或拇指和中指分别压迫双侧下颌角前约1 cm的凹陷处面动脉搏动点，阻断面动脉血流。 ◆ 用拇指或四指将颈总动脉压迫于第6颈椎上。切记不能同时压迫两侧颈动脉，以免引起大脑缺血；压迫止血时间不能太久，以免引起颈部化学和压力感受器反应而危及生命

操作步骤及图示	要点说明
❖ **上肢出血** （1）**肩部、腋部出血**　压迫锁骨下动脉搏动点 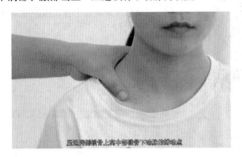	◆ 压迫出血同侧锁骨上窝中部锁骨下动脉搏动点，将动脉压向第1肋骨骨面，阻断锁骨下动脉血流
（2）**前臂出血**　压迫肱动脉搏动点 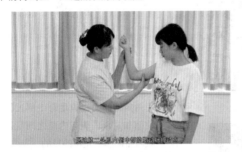	◆ 将出血上肢上举抬高 ◆ 用拇指或四指压迫肱二头肌内侧沟中部的肱动脉搏动点，将动脉压向肱骨干，阻断肱动脉血流
（3）**手部出血**　压迫尺动脉、桡动脉搏动点 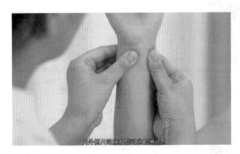	◆ 用双手的拇指压迫手掌腕横纹稍上方的内、外侧尺、桡动脉搏动点，分别压向尺骨和桡骨，阻断血流
（4）**手指出血**　压迫指根两侧指动脉搏动点 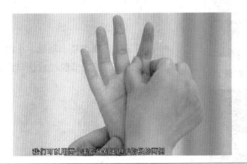	◆ 用两个手指，分别压迫指根两侧，从而阻断血流
❖ **下肢出血** （1）**大腿出血**　压迫股动脉搏动点	

注：左侧第一行有"实施"二字（竖排）。

操作步骤及图示	要点说明
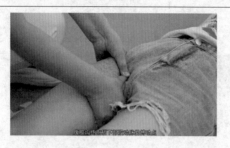	◆ 压迫同侧大腿根部，腹股沟中点稍下部股动脉搏动点，用拳头或双手拇指交叠用力将动脉压向耻骨上方，阻断股动脉血流
（2）小腿出血　压迫腘动脉搏动点 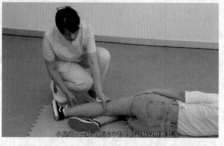	◆ 用拇指压迫腘窝中部腘动脉，以阻断血流
（3）足部出血　压迫胫前动脉、胫后动脉搏动点 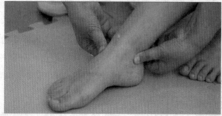	◆ 用两拇指同时压迫足背中部近脚腕处胫前动脉和足跟内侧与内踝之间胫后动脉，以阻断血流起到止血的目的

2. 加压包扎止血法

| （1）先用无菌敷料或干净毛巾、衣物覆盖伤口
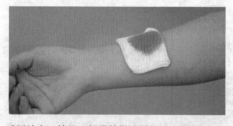
（2）后用纱布、棉垫、绷带等做成衬垫放无菌敷料上
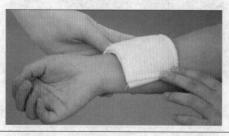 | ◆ 适用于体表或四肢小动脉、小静脉、毛细血管出血，但关节脱位或伤口内有碎骨片时禁用此法 |

实施

续表

<table>
<tr><th colspan="2">操作步骤及图示</th><th>要点说明</th></tr>
<tr><td rowspan="7">实施</td><td>（3）再用绷带或三角巾加压包扎
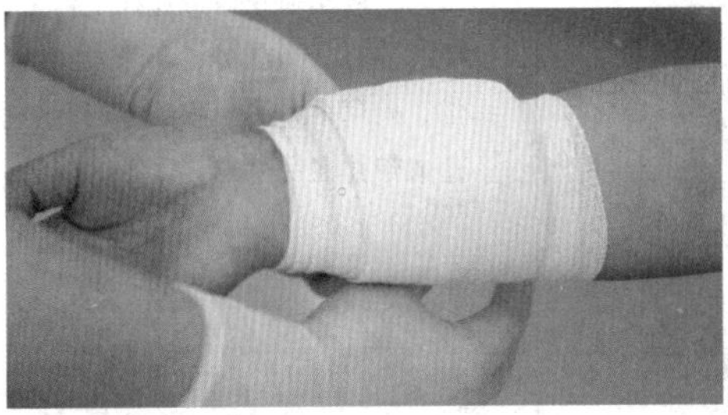</td><td>◆ 如出血部位有骨折需先用夹板固定，用厚敷料垫好，才可包扎；操作过程中建议救护员要戴手套做好自我防护，避免直接接触伤病员的血液</td></tr>
<tr><td colspan="2">3. 屈肢加垫止血法</td></tr>
<tr><td>（1）上臂出血　用一厚棉垫或纱布卷置于腋窝处，上臂紧贴胸侧，再用三角巾、绷带或腰带固定在胸部
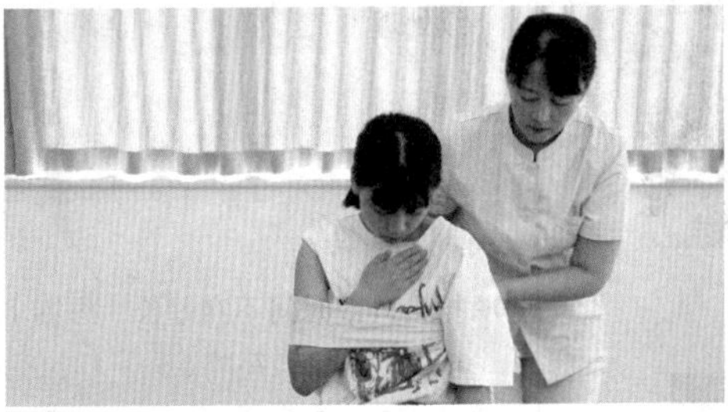</td><td rowspan="2">◆ 屈肢加垫止血法对伤员来说痛苦较大，有可能压迫神经、血管，且不便于搬动伤员，一般情况不做首选。如果怀疑有骨折或关节损伤伤员不可使用屈肢加垫止血法</td></tr>
<tr><td>（2）前臂或小腿出血　在肘窝或腘窝加垫屈肢固定
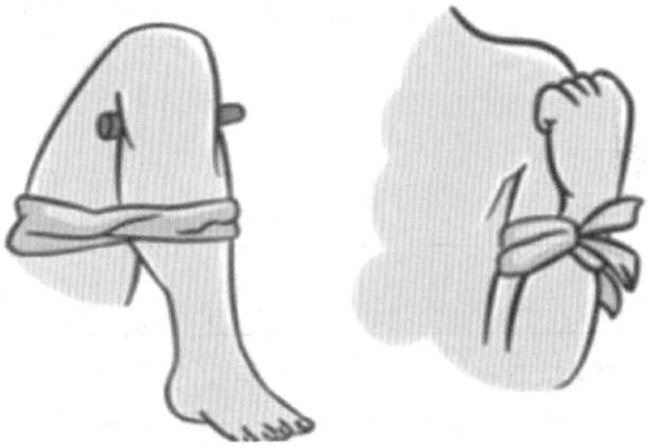</td></tr>
<tr><td colspan="2">4. 止血带止血法</td></tr>
<tr><td>（1）抬高上肢
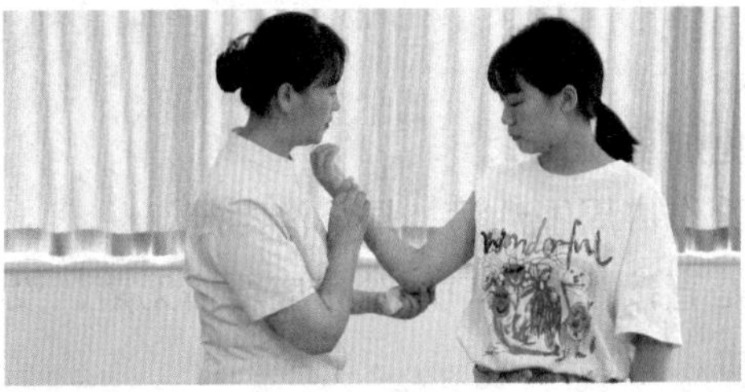</td><td>◆ 止血带不能直接扎在皮肤上，扎之前需要先垫上用棉垫、毛巾、纱布、衣物等做成的衬垫，以防损伤皮肤</td></tr>
</table>

操作步骤及图示	要点说明
（2）垫上衬垫 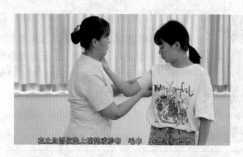	◆ 止血带一般扎在伤口近心端，尽量靠近伤口。上肢出血止血带扎在上臂上 1/3 处，避免扎在中下 1/3 处，下肢出血扎在大腿中部，前臂和小腿因为是双骨结构，不可用止血带止血
（3）扎止血带 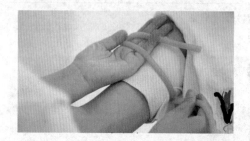	◆ 止血带松紧适宜，以远端动脉搏动消失或出血停止为宜 ◆ 在伤病员手腕或胸前衣服上做明显标记，注明扎止血带时间，以便后续救护人员继续处理
（4）做好标记 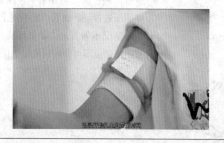	◆ 扎止血带时间不宜过长，原则上总时间不超过 3 小时，每隔 0.5～1 小时放松一次，缓解 2～3 分钟之后在稍高平面绑扎，放松期间需指压临时止血。松解止血带前先补充血容量，做好纠正休克和止血用器材准备

左侧标注：**实施**

评价

1. 质量标准	止血有效，患者无并发症发生
2. 熟练程度	程序正确，操作规范，动作熟练、轻柔，注意安全
3. 人文关怀	关爱患者，患者感到满意；护患沟通有效，充分体现人文关怀

四、操作要求及注意事项

1. 止血时动作一定要快速、轻柔，避免加重损伤。

2. 有条件者应对伤口妥善处理，如清除伤口周围油污，局部消毒等。

3. 加压包扎止血时使用的材料，尤其是直接覆盖伤口的纱布应严格无菌，没有无菌敷料则尽可能使用清洁的物品，如干净的毛巾、布类等。

4. 加压包扎止血法、止血带止血法不能过紧或过松，打结或固定的部位应在肢体的外侧面或前面。

5. 现场处理完成后应及时就医。

五、止血技术考核标准

考核标准：
止血技术

【自我检测】

止血技术任务学习自我检测单

		姓名：　　　　　　班级：　　　　　　学号：	
任务分析	识别外伤出血情况并报告：		
	止血技术操作：		
任务实施	操作前：评估及准备		
	操作中：不同出血部位的止血操作方法		

姓名：	班级：	学号：

任务实施	操作后：安置、整理与记录	
任务评价	1. 操作流程 / 技术评价 2. 职业素养评价	
实训反思		

（缪礼红、刘雪娟）

实训项目二　包扎技术

知识	1. 复述卷轴绷带包扎、三角巾包扎的操作要点。
	2. 归纳包扎的注意事项。
技能	1. 能规范正确地进行卷轴绷带包扎技术操作。
	2. 能规范正确地进行三角巾包扎技术操作。
素质	1. 动作轻柔，具有爱伤、关伤意识。
	2. 提高为社会急救服务的能力。

【情景案例1-7】

某辆载有2位乘客的三轮车，因雨天路滑车速较快，司机在躲避前方逆行电动车时不慎侧翻，事故导致2名乘客受伤。急救人员到现场发现：2人四肢皮肤不同程度擦伤及裂伤。

【任务】 1. 作为救护者，该如何实施急救？

2. 实施急救时有哪些注意事项？

情景案例 1-7 答案

一、包扎的目的

伤口包扎的目的是保护伤口免受再次污染、压迫止血、固定敷料及减轻痛苦等。最常用的包扎材料是绷带、三角巾、四头带、多头带等。紧急情况下可用干净的毛巾、衣服、被单代替。

二、常用的包扎方法

（一）卷轴绷带包扎法

卷轴绷带包扎法适用于头颈及四肢的包扎，可随部位的不同变换不同的包扎方法。卷轴绷带包扎时可使用适当的拉力，将保护伤口的敷料固定以及达到加压止血的目的。

1. 环形包扎法

适用于周径相近、肢体粗细相同的部位，如颈部、胸腹部、手腕部等。适用于绷带包扎的开始与结束时。包扎时右手拿绷带，左手将绷带的一边拉开，然后在包扎部位做环形的重叠缠绕，第二圈完全盖住第一圈，包扎 3 ～ 4 圈，再用胶布将带尾固定，或将带尾中间剪开分成2个头，避开伤口正上方打结固定。

2. 螺旋形包扎法

适用于周径基本相同的部位，如上臂、手指、躯干、大腿等。先将绷带以环形法包扎 2 圈，稍微倾斜（<30°），然后螺旋向上缠绕，每圈盖住前一圈的 1/3 ～ 1/2，最后再次将绷带以环形包扎法包扎 2 圈后固定。

3. 螺旋反折包扎法

适用于周径大小不等的部位，如前臂、小腿等。先将绷带以环形法包扎 2 圈，稍微倾斜（<30°），然后螺旋向上缠绕，每一圈均把绷带向下反折一定角度，随后遮盖其前一圈的 1/3 ～ 1/2，每次反折的部位应相同，使之呈一直线，最后再次将绷带以环形包扎法包扎 2 圈后固定。注意不可在伤口或骨隆突处反折。

4. "8" 字形包扎法

适用于屈曲的关节处，如肘、膝、踝、肩、髋关节等部位。先屈曲关节，然后将绷带以环形包扎法在关节远心端处包扎2圈，然后右手将绷带从右下跨过关节向左上包扎，绕过后面，再从右上（近心端）越过关节向左下包扎，使之呈"8"字形，每一圈覆盖上一圈1/3～1/2，最后环形包扎2圈固定。

（二）三角巾包扎法

三角巾应用方便，包扎部位广。三角巾可折成条带状作为悬吊带，或用于肢体创伤及头、眼、膝、肘较小伤口的包扎；可展开或折成燕尾巾用于包扎躯干或四肢的大面积创伤；也可2块三角巾连成燕尾式或蝴蝶式进行包扎。

1. 头顶部包扎法

适用于头顶部外伤的包扎。先在伤口上覆盖无菌纱布，随即将三角巾的底边向上反折约3 cm，其边缘正中部放于伤员前额，与眉平齐，顶角经头顶拉向头后枕部，三角巾的两底边经两耳上方，拉到枕后交叉，然后绕到前额中央打结固定，最后将顶端上翻塞入。

2. 双侧肩包扎法

先在伤口上覆盖无菌敷料，将三角巾折叠成燕尾状，两燕尾角等大，夹角朝上对准颈部，把2个燕尾角分别披在肩部，两燕尾角分别经过左、右肩拉到腋下，与燕尾底角打结。

3. 双侧胸部包扎法

适用于双侧胸外伤。先在伤口上覆盖无菌敷料，将三角巾折成燕尾状，并在底部反折一道边，横放于胸前，两燕尾角向上，分别放在两肩上，并拉至颈后V形打结固定。

4. 腹、臀部包扎法

（1）燕尾巾腹、臀部包扎法：先在伤口上覆盖无菌敷料，将三角巾折叠成燕尾状，底边与顶角系带围腰打结，夹角对准大腿外侧中线，使前角大于后角并压住后角，前角经会阴向后拉与后角打结。包扎臀部的方法与腹部基本相同，只是将叠好的燕尾巾翻转一下，再按照上述方法包扎即可。

（2）三角巾腹、臀部包扎法：先在伤口上覆盖无菌敷料，将三角巾顶角朝下，底边横放于脐部，拉紧两底角至腰部打结，顶角经会阴拉至臀上方，同底角余头打结。用于腹部或一侧臀部伤口的包扎。

5. 手、足包扎法

先在伤口上覆盖无菌敷料，将伤者手指对着三角巾顶角，将手平放于三角巾中央，底边位于腕部，把顶角提起放于手背上，然后拉起两底角在手背部交叉，再分别绕回腕部，在掌侧或背侧打结。足部的包扎与手相同。

三、包扎技术操作流程

操作流程：
包扎技术

操作视频：
绷带包扎法

操作视频：
三角巾包扎法

【　课证融通】技能：包扎技术（表1-7）

表1-7　包扎技术

操作步骤及图示		要点说明
评估	**1.患者评估**　评估患者的意识、伤情，受伤的部位、血液颜色、出血方式等	◆ 患者需要了解包扎技术的目的、操作过程及注意事项，愿意配合
	2.环境评估　首先观察现场环境是否安全，如有危险需要及时排除	
	3.自身评估　着装整洁，洗手，必要时戴手套	◆ 采用七步洗手法洗手 ◆ 有条件时戴无菌手套，避免直接接触伤病员的血液
	4.用物评估　用物准备齐全，摆放有序，符合要求 根据需要准备无菌敷料、纱布、三角巾或绷带、衬垫、胶布等	
实施	**1.卷轴绷带包扎法** ❖ **环形包扎法** （1）伤口清创，覆盖敷料 	◆ 伤口应简单清创并覆盖消毒纱布，尽可能遵守无菌原则

操作步骤及图示	要点说明
（2）右手拿绷带，左手将绷带的一边拉开 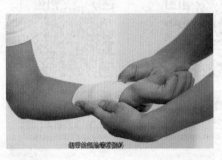	◆ 打开绷带，轴面向上，绷带起始端稍倾斜放于伤肢上，用手压住，将绷带绕肢体包扎一周后，再将起始端的带头和一个小角反折过来，后继续环形缠绕
（3）环形缠绕3～4圈 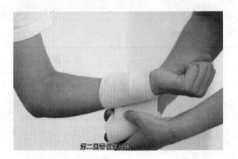	◆ 第二圈完全盖住第一圈
（4）打结固定 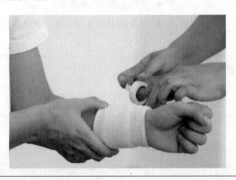	◆ 用胶布将绷带尾端固定，或将绷带尾端中间剪开分成2个头，避开伤口正上方打结固定
❖ 螺旋形包扎法 （1）起始先将绷带环形法包扎2圈 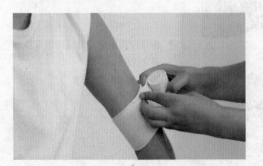	◆ 呈30°角螺旋形向上缠绕，每圈遮盖上圈1/3或1/2

 实施

续表

操作步骤及图示		要点说明
实施	（2）螺旋向上缠绕 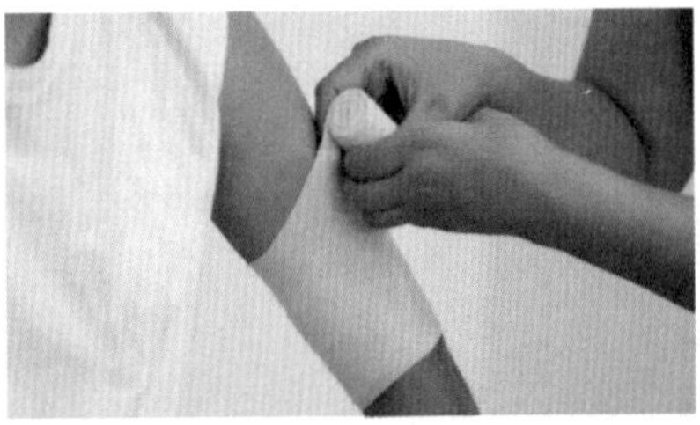 （3）结束时环形包扎 2 圈后固定 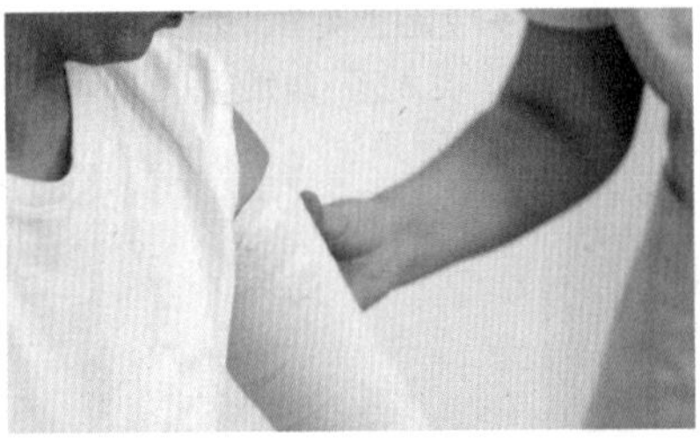	◆ 用胶布固定或者尾端剪开分成 2 头打结固定
	❖ **螺旋反折包扎法** （1）起始先将绷带环形法包扎 2 圈 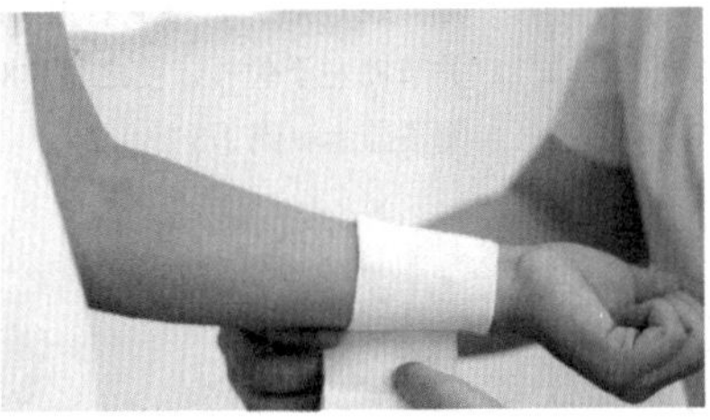 （2）螺旋向上缠绕，然后反折 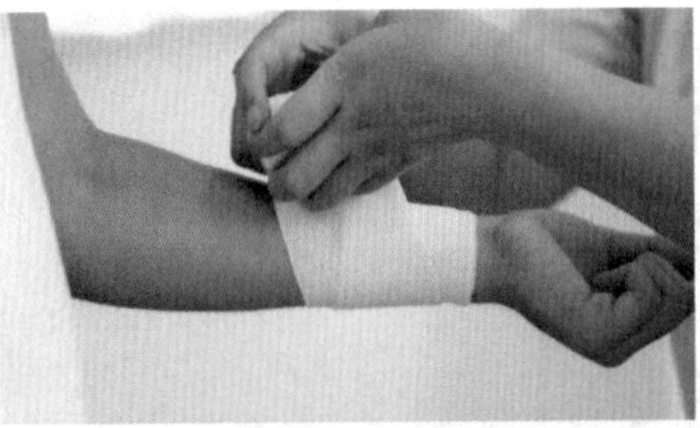 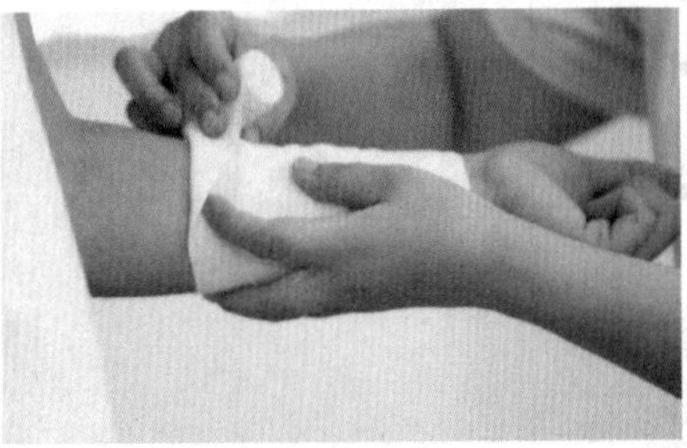	◆ 稍微倾斜（<30°），然后螺旋向上缠绕，每一圈均把绷带向下反折一定角度，随后遮盖其前一圈的 1/3 ～ 1/2，每次反折的部位应相同，使之呈一直线。注意不可在伤口或骨隆突处反折 ◆ 用胶布固定或者尾端剪开分成 2 头打结固定

操作步骤及图示	要点说明
（3）结束时环形包扎 2 圈后固定 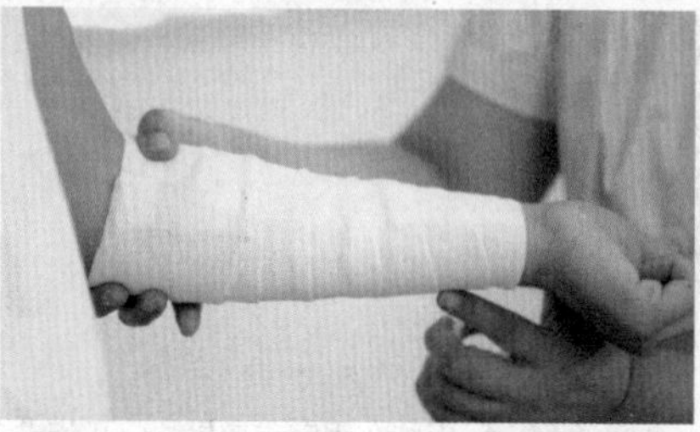 	
❖ "8" 字形包扎法 （1）在关节远心端处环形包扎 2 圈 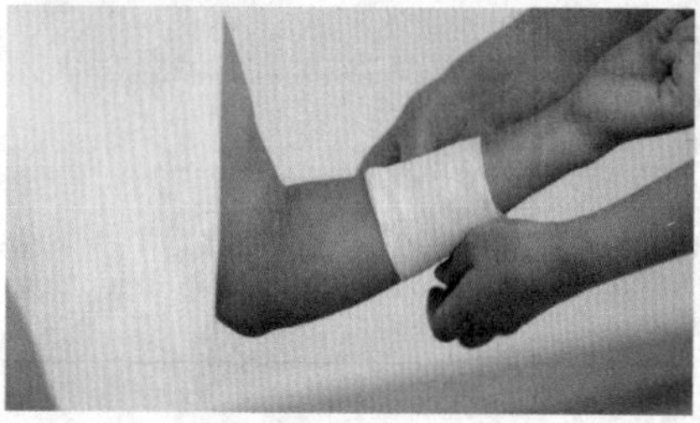 	◆ 先屈曲关节，然后将绷带以环形包扎法在关节远心端处包扎 2 圈
（2）右手将绷带从右下跨过关节向左上包扎 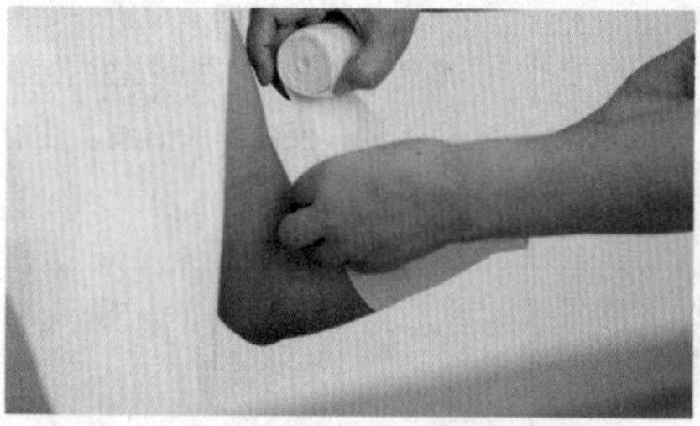 	◆ 然后右手将绷带从右下跨过关节向左上包扎，绕过后面，再从右上（近心端）越过关节向左下包扎，使之呈 "8" 字形，每一圈覆盖上一圈 1/3 ~ 1/2
（3）绕过后面，再从右上越过关节向左下包扎 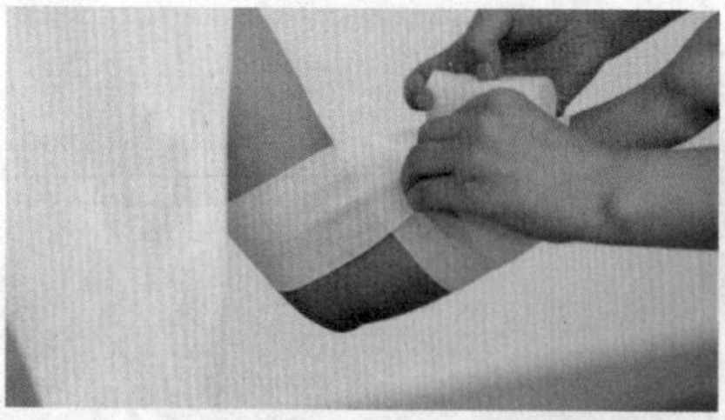 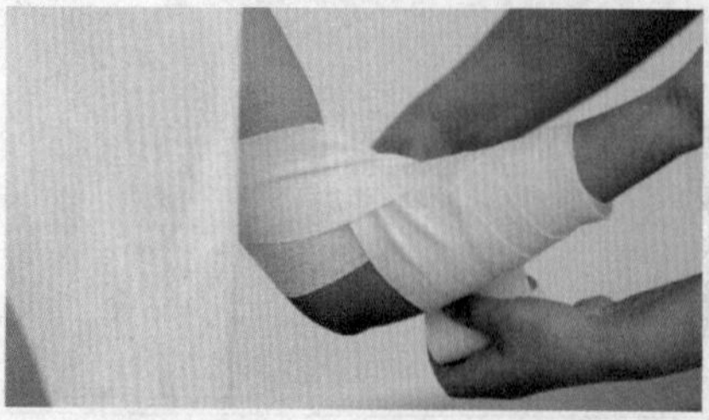 	◆ 用胶布固定或者尾端剪开分成 2 头打结固定

注：表格左侧纵向标注"实施"

续表

操作步骤及图示	要点说明
（4）结束时环形包扎 2 圈后固定 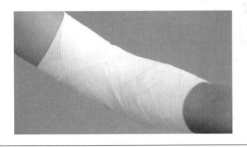	
2. 三角巾包扎法	
❖ **头顶部包扎法** （1）清洁伤口，覆盖敷料 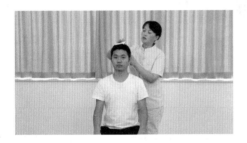	◆ 先伤口处置，后覆盖无菌纱布
（2）三角巾的底边正中部放于伤员前额 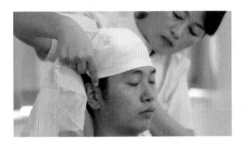	◆ 将三角巾的底边向上反折约 3 cm，其边缘正中部放于伤员前额，与眉平齐
（3）顶角经头顶拉向头后枕部 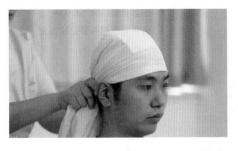	◆ 注意松紧适宜，不要压迫耳朵
（4）两底边经两耳上方，拉到枕后交叉，然后绕到前额中央打结固定	◆ 将顶角向上，反掖在底边内，头顶部包扎牢固，避免滑脱

（表格最左侧竖排文字：实施）

操作步骤及图示	要点说明
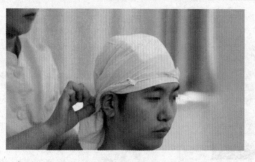 （5）将顶端上翻，反掖在底边内 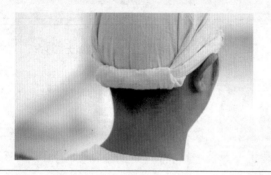	
实施 ❖ 双侧胸部包扎法 （1）将三角巾折成燕尾状，底边反折，横放于胸前，围腰部一圈打结 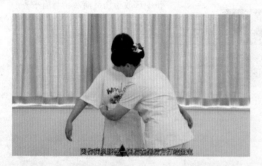 （2）上翻两个燕尾角盖住胸部 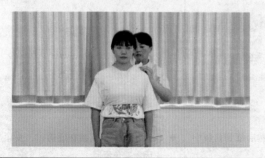	◆ 注意两燕尾大小相等，开口向下 ◆ 注意遮盖住胸部伤口 ◆ 必要时使用系带打结固定

操作步骤及图示	要点说明
（3）两燕尾角向上置于两肩，拉至背后 V 形打结固定 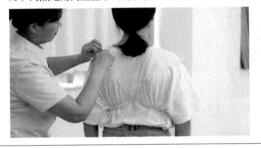	
❖ **腹、臀部包扎法** （1）将三角巾折叠成燕尾状，底边与顶角系带围腰打结 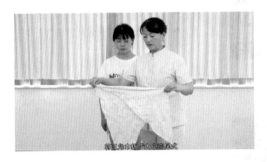 将三角巾折叠成大小燕尾状	◆ 三角巾折成大小燕尾式，大燕尾在外、小燕尾在内，三角巾底边向上，两底角拉紧绕至腰后围腰打结
（2）夹角对准大腿外侧中线，使前角大于后角并压住后角 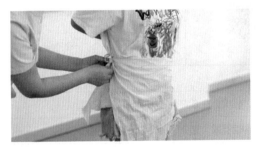	◆ 大燕尾顶角向下横放于腹部，小燕尾顶角向斜后方至于一侧臀部
（3）前角经会阴向后拉与后角打结 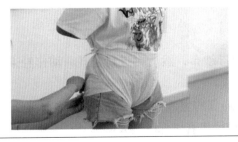	◆ 大燕尾顶角（前角）置双腿中间，经两腿间拉向大腿后方，与小燕尾顶角（后角）打结固定
❖ **手、足包扎法** （1）先将三角巾对折为一小三角形，伤病员受伤的手手心向下，放在三角巾中间，手指对准顶角	

行左侧标注：**实 施**

续表

操作步骤及图示	要点说明
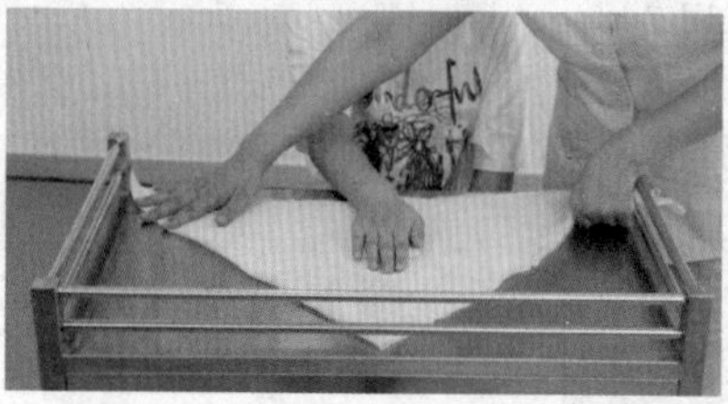 （2）将三角巾顶角下翻盖住手背 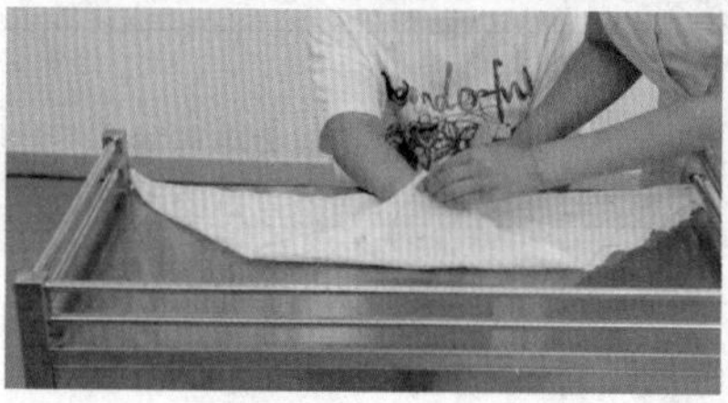 （3）将三角巾两角在手背左右交叉围绕腕关节缠绕 1 圈后，在手背上打结固定 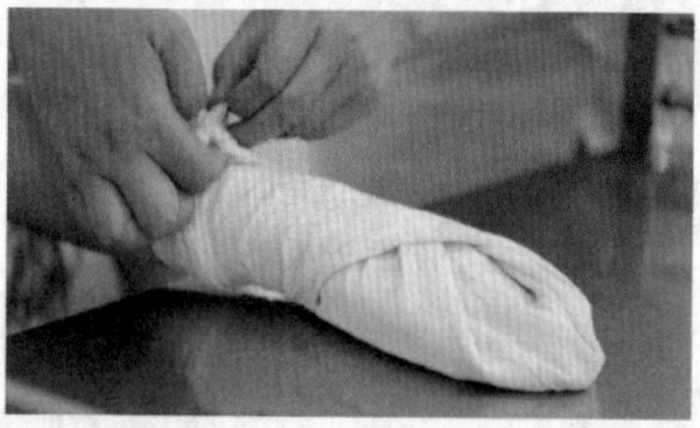 	◆ 局部受伤的部位同样先放无菌敷料 ◆ 如果是足部受伤包扎方法与手部包扎法相同

评价	**1. 质量标准**	包扎有效，患者无并发症发生
	2. 熟练程度	程序正确，操作规范，动作熟练、轻柔，注意安全
	3. 人文关怀	关爱患者，患者感到满意；护患沟通有效，充分体现人文关怀

（实施）

四、操作要求及注意事项

1. 包扎前，伤口应简单清创并覆盖消毒纱布，然后再进行包扎。动作轻柔，包扎稳妥，尽可能遵守无菌原则。

2. 包扎时松紧要适宜，避免过紧影响局部的血液循环，过松易导致敷料脱落或移动。使用腹带、胸带时应注意呼吸的活动度，鼓励患者做深呼吸及咳嗽。

3. 包扎时患者的体位保持舒适，皮肤皱褶处与骨隆突处加衬垫。肢体保持功能位，包扎肢端时应将指（趾）外露，便于观察末梢血液循环情况。

4. 包扎方向为由左向右，从远心端向近心端，自下而上包扎，以利于静脉血液的回流。

5. 包扎打结固定的位置，应在肢体的外侧面，避免在伤口上、骨隆突处或易于受压的部位打结。

五、包扎技术考核标准

考核标准：
包扎技术

【自我检测】

包扎技术任务学习自我检测单

姓名：	班级：	学号：

任务分析	识别外伤情况并报告：	
	包扎技术操作：	
任务实施	操作前：评估及准备	
	操作中：依据伤情选择不同的包扎材料和方法	

续表

		姓名:	班级:	学号:
任务实施	操作后：安置、整理与记录			
任务评价	1.操作流程/技术评价 2.职业素养评价			
实训反思				

（缪礼红）

实训项目三　固定技术

知识	1.归纳不同固定技术的操作要点。
	2.说出不同固定技术操作注意事项。
技能	1.能规范正确地进行外伤患者的病情评估。
	2.能规范正确地进行固定技术操作。
素质	1.增强时间就是生命的急救意识。
	2.具有爱心，渗透救死扶伤的职业精神。

【情景案例1-8】

情景案例1-8答案

刘某，男，29岁。自驾车辆行驶中与同向车辆发生相撞事故，当时感到双下肢疼痛、畸形、活动受限。救护车赶到现场，救护人员立即进行下肢骨折固定。

【任务】 1. 为什么该患者需要进行下肢骨折固定？

2. 骨折固定的注意事项有哪些？

固定技术在创伤患者的急救中具有重要意义。正确良好的固定能减轻伤口的疼痛，减少出血，防止骨折断端损伤脊髓、血管、神经等重要组织，有利于进一步治疗。

一、固定的目的

主要目的为减少受伤部位的活动，减轻疼痛，预防休克，避免神经、血管、骨骼及软组织的再损伤以及便于患者的搬运。

二、固定的适应证

所有四肢骨折均应进行固定，脊柱骨折、骨盆骨折在急救中也应相对固定。

三、固定操作流程

操作流程：
固定技术

操作视频：
固定技术

【⌨课岗融通】技能：固定技术（表1-8）

表1-8　固定技术

	操作步骤及图示	要点说明
评估	**1. 患者**　评估患者意识、伤情，有无肿胀、畸形、异常活动等	

续表

操作步骤及图示	要点说明
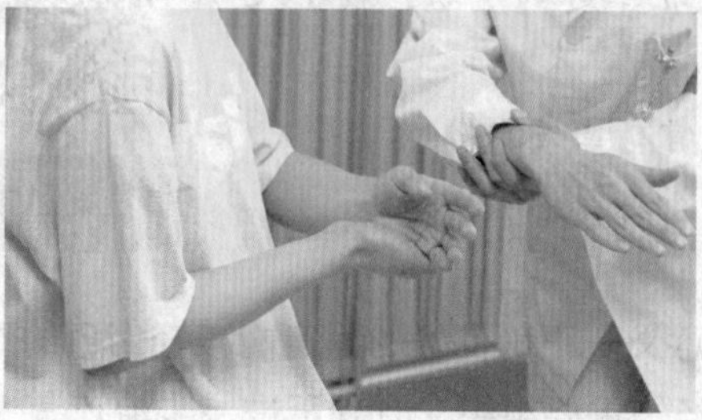	◆ 患者需要了解固定的目的、操作过程及注意事项，愿意配合
2.环境 环境安静整洁，光线适中	◆ 环境无异味
3.护士 着装整洁，修剪指甲、洗手 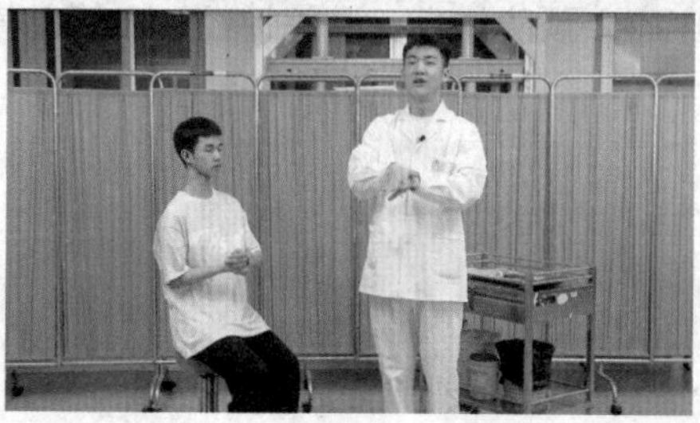 	◆ 七步洗手法
4.用物 用物备齐，摆放有序 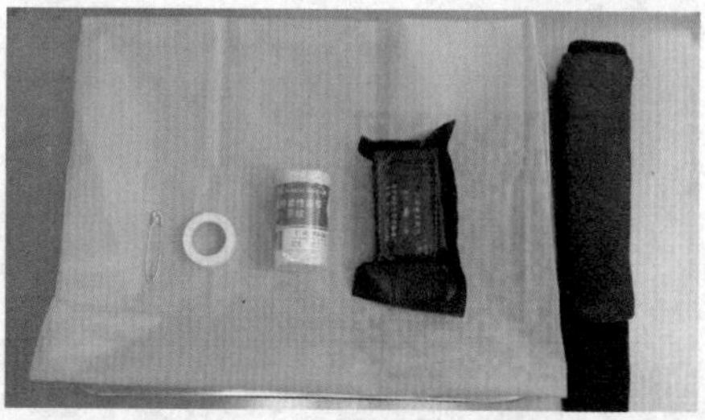 	◆ 夹板、纱布、棉垫、三角巾、绷带、颈托等。 ◆ 紧急情况下应注意因地制宜，就地取材，选用竹板、树枝、木棒等代替。还可直接用患者的健侧肢体或躯干进行临时固定 ◆ 固定时还需另备纱布、绷带、三角巾或毛巾、衣物等
1.核对解释 携用物到现场，核对患者姓名，向患者解释操作目的、操作方法和操作过程中配合方法 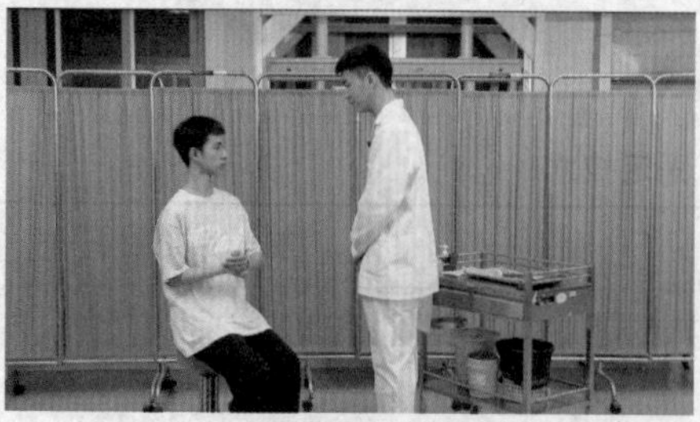 	◆ 认真查对，确认患者，避免发生差错 ◆ 帮助患者缓解紧张、恐惧，取得合作

评估

实施

续表

操作步骤及图示	要点说明
2. 安置体位　协助患者安置体位 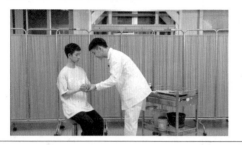	◆ 上肢骨折取坐位，下肢、脊柱、骨盆骨折取卧位
3. 固定 （1）锁骨骨折固定 用毛巾或敷料垫于两腋前上方，将三角巾折叠呈带状，两端分别绕两肩呈"8"字形，拉紧三角巾的两头在背后打结	◆ 固定患者的方法应根据伤情、当时的器材选定 ◆ 如仅一侧锁骨骨折，用三角巾把伤侧手臂悬吊在胸前，限制上肢活动即可。注意尽量使两肩后张
（2）上臂骨折固定 用长、短2块夹板，长夹板放于上臂的后外侧，短夹板置于前内侧，在骨折部位上、下两端固定 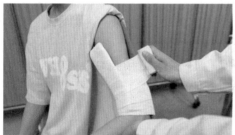 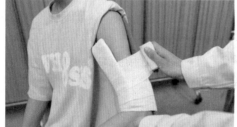 用三角巾将上肢悬吊于胸前 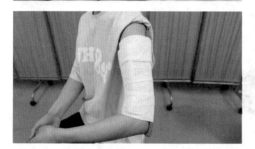	◆ 上肢固定时注意肘关节屈曲90°

实施

操作步骤及图示	要点说明
实施 （3）前臂骨折固定 协助患者屈肘 90°，拇指向上，取 2 块合适的夹板，长度超过肘关节至腕关节的长度，将夹板分别置于前臂的内、外侧 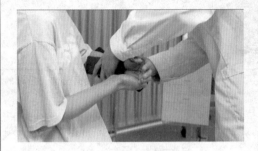 用绷带将两端固定 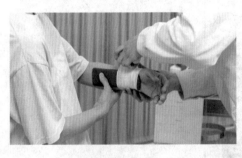 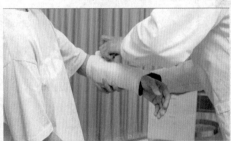 用三角巾将前臂悬吊于胸前 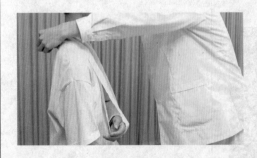	◆ 前臂固定时注意屈肘 90°，拇指向上

续表

操作步骤及图示	要点说明
（4）大腿骨折固定 将 2 块夹板分别置于下肢内、外侧或仅在下肢外侧放一块夹板，外夹板从腋下至足跟下 3 cm，内夹板从腹股沟至足跟下 3 cm，用绷带分段将夹板固定 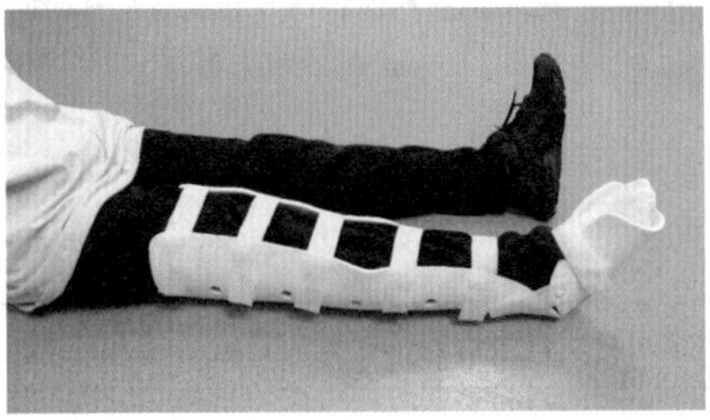 	◆ 大腿固定时注意平卧，踝关节保持在背屈 90°
（5）小腿骨折固定 用 2 块夹板分别置于下肢内、外侧，长度从足跟至大腿，用绷带分段将夹板固定 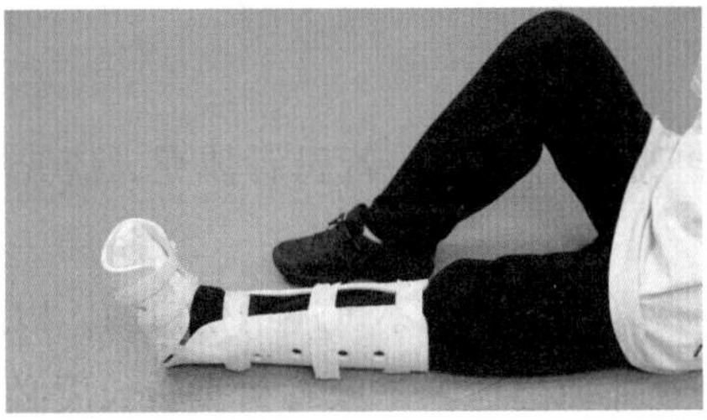 	◆ 紧急情况下无夹板时，可借助患者健肢，将其与伤肢分段包扎固定 ◆ 注意在关节和两小腿间空隙处，垫以纱布或其他软织物，以防包扎后骨折部位弯曲
（6）颈椎骨折固定 患者取仰卧位，枕后垫一软枕，头部两侧各垫一软枕固定，头部用绷带固定在担架上，或用颈托固定	◆ 注意限制头部前后或左右晃动
（7）胸、腰椎骨折固定 患者仰卧于硬质担架或木板上，伤部垫软垫，用几条带子将患者固定	◆ 注意垫上软垫使患者舒适，并预防压力法损伤
（1）协助患者采取舒适体位 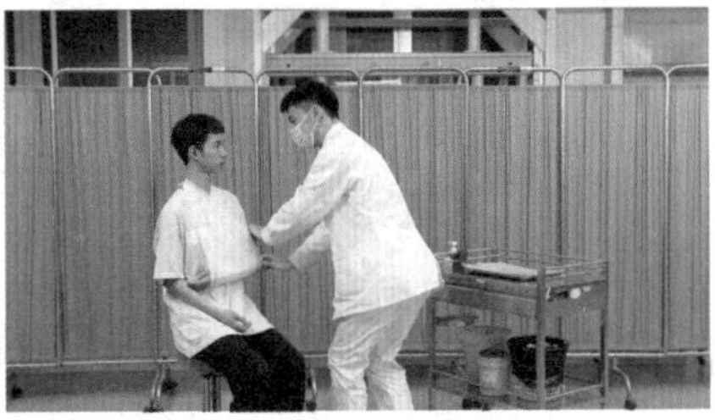 	

左侧栏标记：**实施**、**操作后处理**

续表

操作步骤及图示	要点说明
操作后处理 （2）整理现场，清理用物 （3）洗手，记录 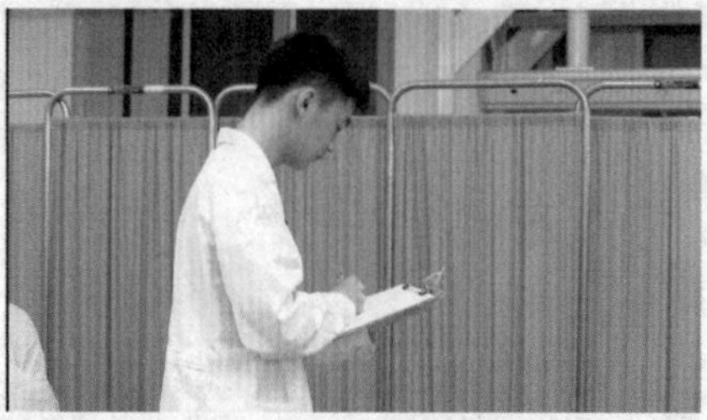 	◆ 记录患者伤肢情况及包扎日期和时间等
评价	**1. 质量标准** 固定牢固美观，患者无并发症发生，固定用物、方法恰当，松紧度适宜
	2. 熟练程度 程序正确，操作规范，动作熟练，注意安全
	3. 人文关怀 关心患者，患者感到满意；护患沟通有效，充分体现人文关怀

四、操作要求及注意事项

1. 如有伤口和出血，应先止血和包扎，再行骨折固定。若患者休克，应先行抗休克处理。

2. 在处理开放性骨折时，刺出的骨折断端在未经清创时不可还纳伤口内，以防感染。

3. 夹板固定时，其长度与宽度要与骨折的肢体相适应。下肢骨折夹板长度必须超过骨折上、下两个关节，即"超关节固定"原则；固定时除骨折部位上、下两端外，还要固定上、下两关节。

4. 夹板不可直接与皮肤接触，其间要加衬垫，尤其在夹板两端、骨隆突处和悬空部位应加厚垫，以防局部组织受压或固定不稳。

5. 固定应松紧适度，牢固可靠，但不影响血液循环。肢体骨折固定时，一定要将指（趾）端露出，以便随时观察末梢血液循环情况，如发现指（趾）端苍白、发冷、麻木、疼痛、水肿或青紫，说明血液循环不良，应松开重新固定。

6. 固定后避免不必要的搬动，不可强制患者进行各种活动。

五、固定考核标准

【□课赛融通】技能：固定考核标准

固定是全国职业院校技能大赛护理技能赛项项目，按照比赛规程和要求，该操作考核标准见《考核标准：固定技术》二维码。

考核标准：
固定技术

【自我检测】

固定技术任务学习自我检测单

姓名：	班级：	学号：

任务分析	识别骨折情况并报告：	
	固定技术操作：	
任务实施	操作前：评估及准备	
	操作中：根据不同骨折部位采取正确的固定方法	
	操作后：安置、整理与记录	
任务评价	1.操作流程 / 技术评价 2.职业素养评价	

续表

	姓名： 班级： 学号：
实训反思	

（李望）

实训项目四　搬运技术

学习目标

知识	1. 归纳不同搬运技术的操作要点。
	2. 说出不同搬运技术操作注意事项。
技能	1. 能规范正确地进行外伤患者的病情评估。
	2. 能规范正确地进行搬运技术操作。
素质	1. 增强时间就是生命的急救意识。
	2. 具有爱心，渗透救死扶伤的职业精神。

【情景案例1-9】

车祸现场有一人受伤，救护人员赶到现场检查后发现患者神志清楚，呼吸、脉搏正常，右上肢上臂大面积软组织挫伤且有约8 cm长的创面，可见渗血；左下肢小腿有大片淤血、瘀斑、呈畸形，疼痛明显；头颈部受伤，颈后疼痛、活动受限，其他未见明显异常。

【任务】1. 为进一步救治，如何搬运该患者离开现场？

2. 搬运的注意事项有哪些？

情景案例1-9答案

搬运技术是院前急救的重要技术之一。创伤患者在经过初步急救处理后，需要快速送往医院做进一步检查和救治。

一、搬运的目的

主要目的是使患者迅速脱离危险地带，纠正影响患者的病态体征，减轻痛苦，防止再次受伤。

二、搬运的适应证

适用于转移活动受限的患者。

三、搬运操作流程

操作流程：
搬运技术

操作视频：
搬运技术

【🔲课证融通】技能：搬运技术（表1-9）

表1-9　搬运技术

	操作步骤及图示	要点说明
评估	**1.环境**　环境安全	◆ 确保环境安全再施救
	2.患者　评估患者意识、伤情、有无脊柱损伤等	◆ 患者需要了解固定的目的、操作过程及注意事项，愿意配合
	3.护士　着装整洁，修剪指甲、洗手	◆ 七步洗手法
	4.用物　用物备齐，摆放有序 	◆ 担架、纱布、棉垫、三角巾、绷带、夹板、颈托等 ◆ 紧急情况下多为徒手搬运，或用临时制作的替代工具，但不可因寻找搬运工具而贻误搬运时机

操作步骤及图示	要点说明
1. 核对解释　携用物到现场，核对患者姓名，向患者解释操作目的、操作方法和操作过程中配合方法	◆ 认真查对，避免发生差错 ◆ 缓解紧张、恐惧，取得合作
2. 安置体位　协助患者安置体位	◆ 上肢骨折取坐位，下肢、脊柱、骨盆骨折取卧位
实施 **3. 搬运** （1）一般患者 1）担架搬运 由 2～4 人配合将患者移上担架，患者头在后，脚在前 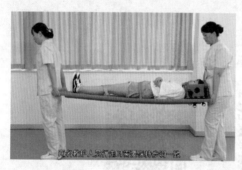 下楼时，前面的人要抬高，后面的人要放低，使患者保持在水平状态，上楼时则相反 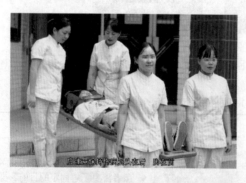 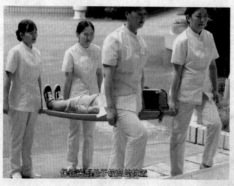	◆ 搬运患者的方法应根据当地、当时的器材和人力而选定 ◆ 抬担架的人脚步、行动要一致 ◆ 走在担架后面的人要注意观察患者情况

操作步骤及图示	要点说明
实施 2）徒手搬运—单人搬运 ①扶行法：护士站在患者一侧，患者一手搭在护士肩上，护士用外侧的手拉住患者的手腕，另一只手扶患者腰部，使其身体略靠着护士，搀其行走 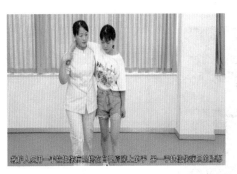	◆ 适用于现场无转运工具而路程较近，或者搬运工具无法通过的地方 ◆ 扶行法适用于伤势较轻的患者
②抱持法：护士一手托患者背部，一手托其大腿，将其抱起行进 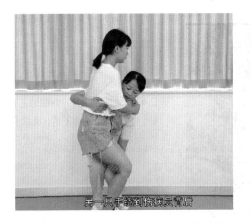	◆ 抱持法适用于病情较重、不能行走的患者，脊柱或大腿骨折禁用此法。如患者有知觉，可嘱其抱住护士的颈部
③背负法：护士站在患者前面，呈同一方向，微弯背部，将患者背起 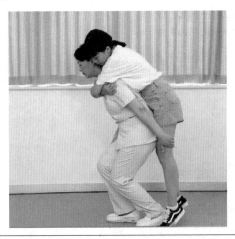	◆ 背负法适用于体重较轻、清醒的患者。胸部创伤患者不宜采用此法

操作步骤及图示	要点说明
实施 3）徒手搬运—双人搬运 ①轿式：护士右手紧握自己的左手手腕，左手紧握另一护士的右手手腕，以形成"口"字形。患者坐上后双臂搂住护士的颈部，即可行走 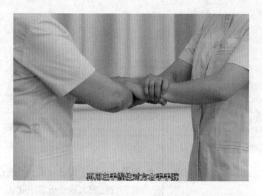 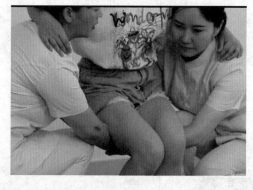 ②椅托式：两名护士站于患者两侧。一人以右膝，另一人以左膝跪地，各用一手伸入患者大腿下并相互交叉紧握，另一手彼此交叉支持患者背部 ③拉车式：一名护士站在患者头端，两手从患者腋下抬起，将患者抱在自己怀内，另一人蹲在患者两腿中间，同时用两手夹住患者的两腿面向前，两人步调一致抬起患者 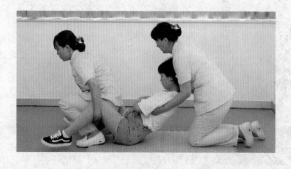	◆ 轿式适用于神志清醒的患者，椅托式适用于病员神志不清、无法合作者

操作步骤及图示	要点说明
4）多人搬运 3 人搬运，可 3 人平排，其中甲护士托持患者肩胛部，乙护士托其臀部和腰部，丙护士托住双下肢。3 人同时把患者抱起后齐步一致前进 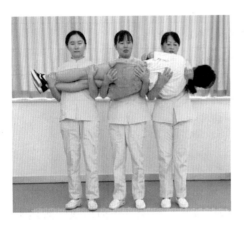 4 人搬运，一人在头侧固定头颈部，另三人位于患者同侧，一人抬肩部和背部，一人抬腰部和大腿。由一人喊口令，四人同时抬起，患者面向自己，平稳一致行走 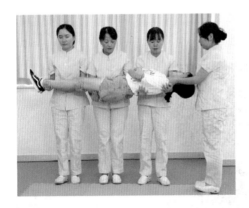 （2）特殊患者 ①腹部内脏脱出：患者双腿屈曲，腹肌放松，防止内脏继续脱出。可用大小合适的碗扣住内脏或取患者的腰带做成略大于脱出内脏的环，围住脱出的脏器，用三角巾包扎固定 ②昏迷：使患者俯卧于担架上，头偏向一侧，以利于呼吸道分泌物引流 ③骨盆损伤：将骨盆用三角巾或大块绷带做环形包扎；运送时让患者仰卧于门板或硬质担架上，膝微屈并在膝下加垫 ④颈、脊椎损伤：搬运时防止颈部和躯干前屈或扭转，应使脊柱保持伸直	◆ 多人搬运法常用于疑有胸、腰椎骨折患者的搬运 ◆ 脱出的内脏严禁送回腹腔，防止加重感染。包扎后取仰卧位，屈曲下肢，并注意腹部保暖，防止肠管过度胀气

左侧栏：实施

续表

	操作步骤及图示	要点说明
操作后处理	（1）协助患者采取舒适体位 （2）整理现场，清理用物 （3）洗手，记录	◆ 记录患者伤情及日期和时间等
评价	**1. 质量标准** 搬运平稳、安全，患者无并发症发生，搬运方法恰当、节力	
	2. 熟练程度 程序正确，操作规范，动作熟练，注意安全	
	3. 人文关怀 关心患者，患者感到满意；护患沟通有效，充分体现人文关怀	

四、操作要求及注意事项

1. 搬运动作应轻巧、敏捷、步调一致，避免震动，避免增加患者的痛苦。

2. 根据不同的伤情和环境采取不同的搬运方法，避免二次损伤或因搬运不当造成的意外伤害。脊柱损伤患者，应固定在硬质担架上再搬运。

3. 搬运途中应注意观察患者的病情变化。

五、搬运考核标准

考核标准：
搬运技术

【自我检测】

搬运技术任务学习自我检测单

姓名：		班级：	学号：
任务分析	识别伤情并报告： 		

续表

	姓名：　　　　　　班级：　　　　　　学号：	
任务分析	搬运技术操作：	
任务实施	操作前：评估及准备	
	操作中：根据患者不同伤情采取正确的搬运方法	
	操作后：安置、整理与记录	
任务评价	1. 操作流程 / 技术评价 2. 职业素养评价	
实训反思		

（李望）

任务四　灾难现场检伤分类

重大灾难性事故往往具有突发性，其危害程度大，灾难现场混乱，人员惊恐，伤员多，且多为复合伤。创伤的检伤分类是灾难医学的重要组成部分，是灾害现场医疗急救的首要环节。第一步救援措施必然是快速检伤分类，将各种不同伤情的伤员尽快从伤亡人群中筛选出来，再分别按照伤情的轻重，给予医疗急救和转运送院，因此，灾难救援现场的检伤分类具有十分重要的作用。本文重点介绍简明检伤分类法。

实训项目　简明检伤分类法

知识	1. 在面对大批伤病员时，医疗救护人员能对伤病员的病情迅速做出评估。
	2. 根据病情轻重和治疗的迫切性给予优先顺序排列，使现场救护和转运工作有序进行。
技能	有条不紊地开展救护工作，利于合理利用有限的救护资源，利于提高生存率，降低伤残程度，全面评估病情伤亡情况。
素质	1. 增强时间就是生命的急救意识。
	2. 具有爱心，渗透救死扶伤的职业精神。

【情景案例1-10】

10月3日下午2时左右某市某地一住宅楼突发特大天然气泄漏爆炸事件，接120指挥中心电话告知现场患者人数不详、伤情不详。

【任务】1. 到达灾害现场后如何进行检伤分类救治患者？

2. 检伤分类患者时应当注意什么？

情景案例 1-10
答案

简明检伤分类法（simple triage and rapid treatment，START）适用于大规模伤亡事件现场短时间内大批伤员的初步检伤，由最先到达的急救人员对伤病员进行快速地辨别及分类。该方法于1983年由美国加利福尼亚州的霍格医院医护人员及纽波特比奇消防局工作人员共同创建，是目前国际通用的一种快速、简单的检伤分类方法。

一、START检伤分类的目的

START 检伤分类主要目的为在突发的灾害事故现场，能够有条不紊地开展救护工作，合理利用有限的救护资源，提高生存率，降低伤残程度，全面评估病情及伤亡情况。

二、START检伤分类的标识

在检伤分类时，一般根据伤病员的受伤部位、生命体征及出血量多少判断其伤情的轻重程度，按照国际公认标准，可将伤情分为轻度、中度、重度、死亡四个等级，分别用绿色、黄色、红色、黑色四种颜色进行标识。

1. 绿色　伤情不紧急，损伤较轻，能够行走，没有生命危险，如挤压伤、皮肤割裂伤、关节脱位等，一般对症处理即可，为轻度，用绿色标记。

2. 黄色　伤情重，短时间内没有生命危险，如骨盆骨折、大面积烧伤、肢体离断、软组织损伤等，应尽早实施救护并及时转运，为中度，用黄色标记。

3. 红色　伤情危重，随时有生命危险，如窒息、大出血、严重中毒、休克、心室颤动等，需紧急实施现场救护，为重度，用红色标记。

4. 黑色　意识丧失、大动脉搏动消失、呼吸消失，无救治希望的伤病员，没有生还的可能性，为死亡，用黑色标记。

三、START检伤分类的等级

1. 立即处理（红色标识）：第一优先。必须在 1 h 内转运到确定性医疗单位救治。

2. 延迟处理（黄色标识）：第二优先。不能行走，4 ～ 6 h 内得到有效救治。

2. 步行伤员 / 轻伤（绿色标识）：第三优先。可自行走动，没有严重创伤，可能不需要立即入院治疗。

4. 死亡 / 无优先级（黑色标识）：由合格医疗人员或随行医务人员宣布死亡。应放置在特定地点或暂时可不予处理，以免影响其他伤病员的抢救。

四、START检伤分类流程

1. 第一步：行动检查

（1）行动自如（能走）的伤病员为轻伤患者，贴放绿色标识。

（2）不能行走的患者检查第二步。

2. 第二步：呼吸检查

（1）开放气道后无呼吸者，贴放黑色标识。

（2）有自主呼吸，呼吸频率 >30 次 / 分或 <6 次 / 分，为危重患者，贴放红色标识。

（3）有自主呼吸，每分钟呼吸 6 ～ 30 次者，检查第三步。

3. 第三步：循环检查

（1）桡动脉搏动不存在，或甲床毛细血管充盈时间 >2 秒者，或脉搏 >120 次 / 分，为危重患者，贴放红色标识。

（2）甲床毛细血管充盈时间 <2 秒者，或脉搏 <120 次/分，检查第四步。

4. 第四步：意识检查

（1）不能回答问题或执行指令者，贴放红色标识。

（2）能够正确回答问题和执行指令，贴放黄色标识或绿色标识。

操作流程：
START 检伤分类法

操作视频：
START 检伤分类法

【▣课证融通】技能：检伤分类法（表1-10）

表1-10　START检伤分类法

操作步骤及图示		要点说明
评估	1. 接到"120"急救中心电话通知，首先询问现场情况及受伤人数 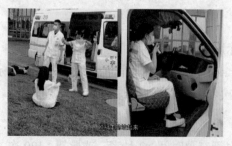	◆ 面对突发状况时立即上报相关部门，出诊同时准备应急救援物资
	2. 到达现场后确认环境安全，再次评估，根据受伤人数、现场情况进行上报，决定是否增援	◆ 上报同时立即进行检伤分类，维持现场秩序

操作步骤及图示	要点说明
1. 第一步：行动检查 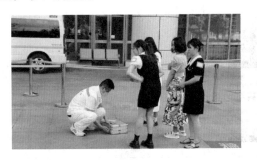	◆ 能自行走动听指令的，在一旁等待支援处理，贴绿色标识。若不能行走者，进行呼吸检查 ◆ 现场每一位患者检伤应控制在 10 秒左右完成 ◆ 此时还应关注患者的心理健康，心理救援在灾难救护中也具有非常重要的作用
2. 第二步：呼吸检查 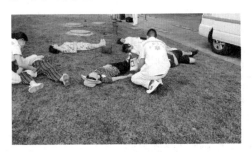	◆ 开放气道后无呼吸者，贴放黑色标识 ◆ 有自主呼吸，呼吸频率>30 次 / 分或<6 次 / 分，为危重患者，贴放红色标识 ◆ 有自主呼吸，每分钟呼吸 6～30 次者，检查第三步
3. 第三步：循环检查 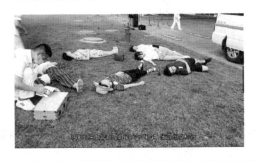	◆ 桡动脉搏动不存在，或甲床毛细血管充盈时间 >2 秒者，或脉搏>120 次 / 分，为危重患者，贴放红色标识 ◆ 甲床毛细血管充盈时间 <2 秒者，或脉搏 <120 次 / 分，检查第四步 ◆ 根据现场伤员受伤情况进行循环重复检伤分类
4. 第四步：意识检查 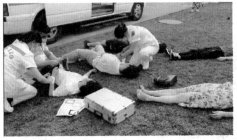	◆ 不能回答问题或执行指令者，贴放红色标识 ◆ 能够正确回答问题和执行指令者，贴放黄色标识或绿色标识

（行左侧合并单元格：实施）

操作步骤及图示		要点说明
实施	5. 转运患者 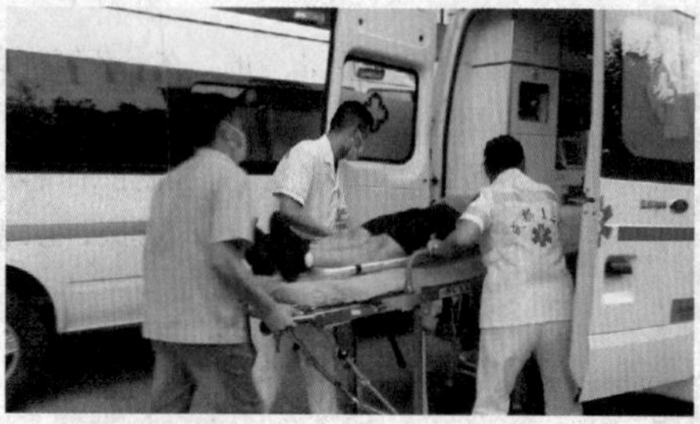	◆ 根据检伤分类的结果快速分流、转运患者
	6. 操作后处理 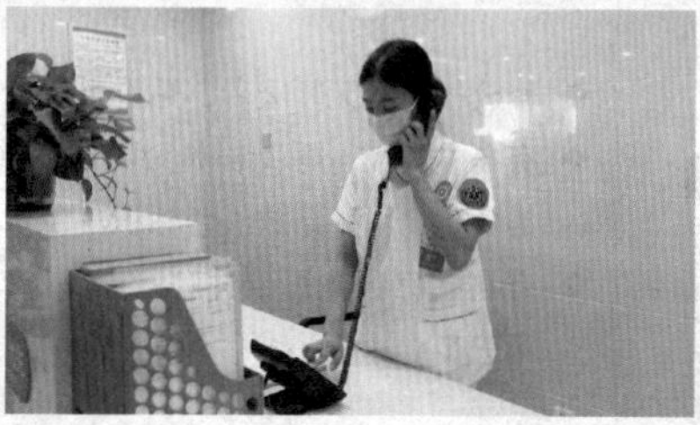	◆ 向相关部门报告现场情况及救治情况，做好相关登记
评价	**1. 质量标准** 先救命后治病，先重伤后轻伤，先排险后施救，先救治后运送	
	2. 熟练程度 及时正确，操作规范，动作熟练，注意安全	
	3. 人文关怀 关心患者，患者感到满意；护患沟通有效，充分体现人文关怀	

五、操作要求及注意事项

1. 突发事故的现场往往有大量受伤人员，现场危险，保持冷静有助于采取正确的应急措施，要合理利用有限的急救资源，及时救治突发事故现场伤员，保证抢救率和患者生存率。

2. 标签一定要安置在患者明显部位，如肩膀或胸前处，以清楚告知救护人员，避免因现场忙乱而遗漏危重患者。

3. 整个过程应遵循简单快速、分类分级、救命优先、重复检伤原则，安全进行紧急救援，保障受伤人员的生存率是应急救援中的一个重要环节。检伤分类可以根据伤者伤情的轻重缓急，让伤员有条不紊的接受救援，是提高伤员生存率的有效方法。

4. 做好各种灾害意外事故现场救护，快速分流，保证伤者及时获得进一步的救援治疗和护理。

5. 及时准确上报相关部门并做好相关记录。

六、START检伤分类考核标准

考核标准：
START 检伤分类
考核标准

【自我检测】

简明检伤分类法任务学习自我检测单

姓名：		班级：		学号：	

任务分析	了解灾难现场伤员的伤情	
	进行 START 检伤分类	
任务实施	操作前：评估及准备	
	操作中：正确进行检伤分类	

	姓名：	班级：	学号：
任务实施	操作后：处置、上报与记录		
任务评价	1.操作流程 / 技术评价 2.职业素养评价		
实训反思			

（薛丹）

模块二

急诊救护技术

急诊救护是急救服务系统中最重要、最复杂的中心环节，主要由医院急诊科承担，为患者及时获得后续的专科诊疗服务提供支持和保障。

任务一 心脏骤停患者院内救护

心脏骤停意味着死亡的来临或"临床死亡"的开始。现代医学认为，因急性原因所致的临床死亡在一定条件下是可以逆转的。使心搏、呼吸恢复的抢救措施称为心肺复苏（cardio-pulmonary resuscitation，CPR）。胸外心脏按压和球囊面罩通气结合，配以体外电击除颤法，构成现代复苏的三大要素。

模块导学

实训项目一 双人心肺复苏技术

知识	1. 归纳双人心肺复苏的操作要点。
	2. 说出双人心肺复苏的注意事项。
技能	1. 能规范正确地进行心脏骤停患者的评估。
	2. 能规范正确地进行双人心肺复苏操作。

> 素质　1.具有团队协作意识。
>
> 　　　2.具有爱伤、关伤的职业素养。

【情景案例2-1】

臧某，男性，47岁，散打教练。既往史：平时血压偏高，长期坚持用药。1月10日与人发生争执后出现胸痛、气促、冷汗1小时，迅速送往医院，入院10分钟后突发心搏骤停。

　　【任务】1.该患者重点评估的内容是什么？

　　　　　　2.应如何实施急救？

情景案例 2-1 答案

一、双人心肺复苏的目的

双人心肺复苏是针对心脏骤停患者所采取一系列急救措施，包括胸外按压、球囊面罩通气、电击除颤等，帮助患者建立人工循环和人工呼吸，从而缓解全身重要脏器缺血、缺氧的现象，挽救患者的生命。

二、双人徒手心肺复苏的适应证与禁忌证

同单人徒手心肺复苏技术，见模块一任务二中的实训项目一。

三、双人心肺复苏操作流程

操作流程：
双人心肺复苏技术

操作视频：
双人心肺复苏技术

【□课证融通】技能：双人心肺复苏技术（表2-1）

表2-1　双人心肺复苏技术

操作步骤及图示		要点说明
评估	**1.自身评估**　着装整洁，无长指甲，有抢救意识	
	2.环境评估　评估现场环境是否安全	◆ 如有危险需要及时排除

操作步骤及图示	要点说明
3. 用物评估　用物准备齐全，摆放有序，符合要求 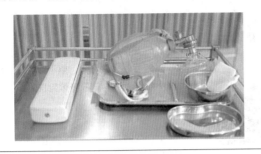	◆ ①心肺复苏模拟人、诊察床、脚踏垫、简易呼吸器、除颤仪；②治疗盘：纱布（用于清除口腔异物）、血压计、听诊器、导电糊；③手电筒、弯盘、抢救记录卡（单）；④速干手消毒剂及挂架、医疗垃圾桶、生活垃圾桶
4. 患者评估 （1）评估患者意识状态 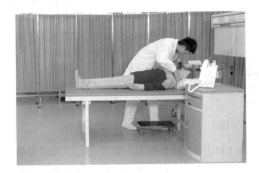	◆ 施救者轻拍患者肩部并大声呼唤，判断患者意识，如呼之不应，说明意识丧失
（2）评估患者大动脉搏动 （3）评估患者有无自主呼吸 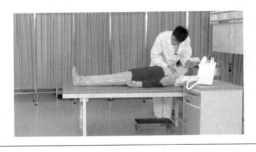	◆ 施救者触摸患者近侧的颈动脉5～10秒，不超过10秒，如没有搏动，说明心脏骤停 ◆ 在评估患者有无大动脉搏动同时，施救者用双眼扫描伤者胸腹部，观察有无起伏；如果没有起伏，说明呼吸停止
1. 立即呼救　确认患者意识丧失，立即呼叫，启动应急反应系统；取得除颤仪及急救设备（口述） 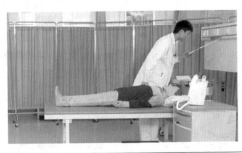	◆ 一人立即呼叫，启动应急反应系统，另一人取得除颤仪及急救设备，推至床旁

评估

实施

续表

操作步骤及图示	要点说明
2. 安置体位 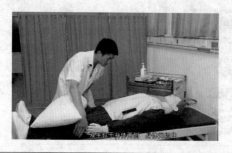	◆ 确保患者仰卧在坚固的平面上 ◆ 去枕，头、颈、躯干在同一轴线上，双手放于两侧，身体无扭曲
3. 胸外心脏按压（C） （1）按压部位：胸骨中下 1/3 处 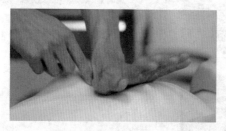	◆ 一人确认心脏骤停，迅速进行胸外按压；另一人检查除颤仪，做好除颤准备 ◆ 定位方法：一是两乳头连线中点，二是胸骨中下 1/3 交界处
（2）按压手法：双手掌根重叠、十指相扣、手指上翘，肘关节伸直，利用上身重力垂直下压 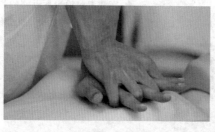 （3）按压深度：使胸骨下陷至少 5 cm （4）按压频率：100～120 次/分	◆ 按压姿势：伸直上肢；肩手正对；身体重力；垂直下压；两手掌根重叠，手指翘起不接触胸壁 ◆ 按压要求：深度 5～6 cm，频率为 100～120 次/分，每次按压胸廓要充分回弹（按压时间：放松时间为 1∶1），尽量不要按压中断（中断时间控制在 10 s 内）
4. 非同步直流电击除颤 （1）打开除颤仪行心电监测，确定心电图为室颤 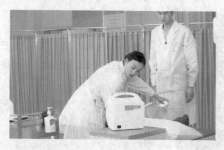	◆ 除颤仪在按压第一个循环结束前准备好，评估患者身上是否携带金属物品、电子产品及安装起搏器等

表格左侧纵列文字：实施

操作步骤及图示	要点说明
（2）涂抹导电糊，选择能量 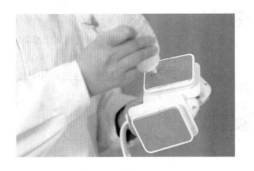	◆ 将电极板均匀涂抹导电膏，胸骨（STERNUM）电极板放于患者右侧胸骨第 2 肋间，心尖（APEX）电极板放于患者左侧第五肋间与腋中线交界处，两电极板之间距离不小于 10 cm，电极板紧贴皮肤，并加一定的压力 ◆ 选择单向波 360 J 或双向波 200 J
（3）充电、放电 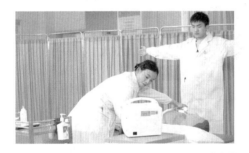	◆ 充电，请周围人让开。确定周围人员无直接或间接与患者接触，完成放电 ◆ 关机，除颤后立即进行 5 个循环 CPR
5. 开放气道和通气 （1）清理患者呼吸道 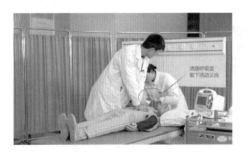	◆ 检查口鼻腔，清除口鼻腔分泌物，取下活动义齿
（2）"E-C" 手法开放气道 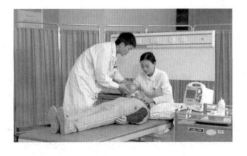	◆ 采用 "E-C" 手法充分开放气道

实施

续表

	操作步骤及图示	要点说明
实施	（3）球囊面罩通气 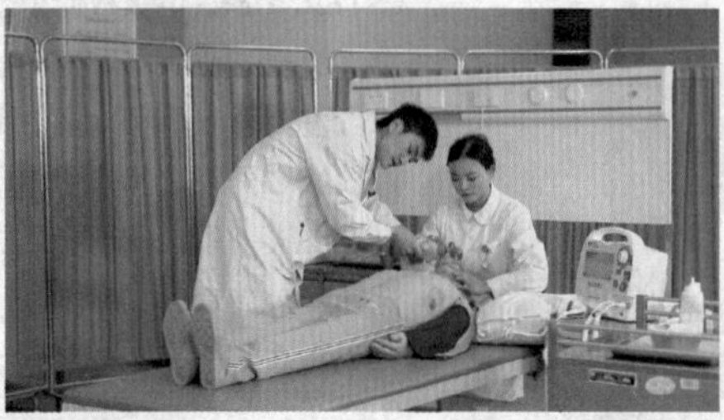	◆ 立即送气 2 次，送气时间为 1 秒，无漏气、见明显的胸廓隆起即可，避免过度通气，送气同时，观察胸廓情况 ◆ 按压与通气之比例 30：2，连续 5 个循环
	6. 判断复苏效果 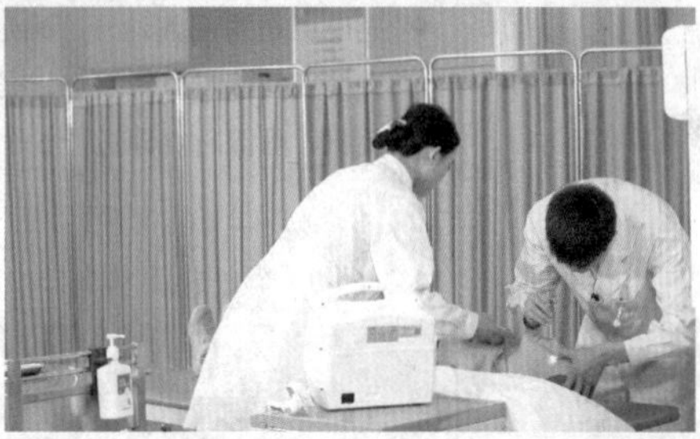	◆ 复苏有效指征： 1. 颈动脉恢复搏动 2. 自主呼吸恢复 3. 散大瞳孔缩小，对光反射存在 4. 收缩压大于 60 mmHg（体现测血压动作） 5. 面色、口唇、甲床和皮肤色泽转红 6. 昏迷变浅，出现反射、挣扎或躁动
	7. 整理记录 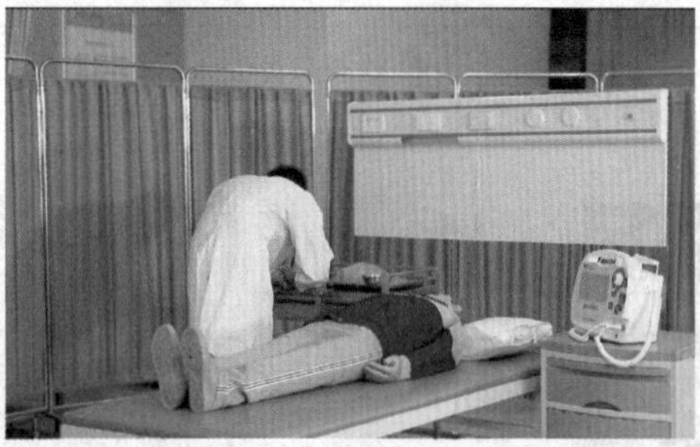	◆ 清洁患者皮肤，整理衣服，保暖 ◆ 整理用物，分类放置 ◆ 七步洗手，记录患者病情变化和抢救情况
评价	**1. 质量标准**　心肺复苏有效，患者无并发症发生	
	2. 熟练程度　程序正确，操作规范，动作熟练，团队配合熟练	
	3. 人文关怀　关爱患者，具有时间就是生命的急救意识	

四、操作要求及注意事项

1. 双人心肺复苏时需分工合理，配合默契，操作熟练。一人发现心脏骤停立即胸外按压，另一人准备除颤仪进行除颤。

2. 电击除颤后继续心肺复苏，一人连续按压 30 次，另一人球囊面罩通气 2 次，按压与通气比例 30：2，连续 5 个循环。

3. 按压过程中注意每一次按压后胸壁充分放松，但掌根不得离开胸壁，按压与放松时间相等，按压深度至少 5 cm，按压频率 100 ～ 120 次 / 分。

4. 电击除颤时选择非同步直流电击除颤，两电极板之间距离不小于 10 cm，电极板紧贴皮肤，并加一定的压力，除颤能量为单向波 360 J 或双向波 200 J。

5. 进行球囊面罩通气时采用"E-C"手法打开气道，保证面罩与患者面部贴合紧密无漏气，送气同时，观察胸廓情况，见明显的胸廓隆起即可，避免过度通气。

五、双人心肺复苏技术考核标准

考核标准：
双人心肺复苏技术

【□课赛融通】技能：双人心肺复苏技术考核标准

双人心肺复苏技术是全国职业院校技能大赛护理技能赛项项目，按照比赛规程和要求，该操作考核标准见《双人心肺复苏技术考核标准》二维码。

【知识链接】心肺复苏新技术

腹部提压心肺复苏仪

我国东汉时期名医张仲景（公元145—208年）所著《金匮要略》一书里详细地描述了缢死的复苏方法。其曰："救自溢死……徐徐抱解，不得截绳，上下安被卧之。一人以脚踏其两肩，手少挽其发，常弦勿纵之；一人以手按据胸上，数动之；一人摩捋臂胫，屈伸之，若已僵，但渐渐强屈之，并按其腹。如此——炊倾，气从口出，呼吸眼开，而犹引按莫置，亦勿苦劳之"。

迄今这是世界上最早的有关心肺复苏方法的文字记载。解读上述方法则为："安被卧之"为平卧体位；"踏肩挽发"为头后仰，开放气道；"以手按据胸上，数动之"为不间断的胸外心脏按压；"摩捋臂胫屈伸之"屈伸上下肢体，增加回心血量；"并按其腹"则为腹部按压以助通气和血液回流；"呼吸眼开，而犹引按莫置"是复苏成功后的继续治疗。由此可见我国古人就已采用综合复苏的方法救治缢死病人了。早在几百年前，欧洲人对溺水者应用马背复苏法，将患者置于马背上，让马不断的跳跃颠簸，就这样经过一段时间，复苏成功了。我国也有类似的方法，将溺水的孩子放到施救者肩上，让施救者抬高腿不停跑步，也同样成功挽救了生命。通过震荡和颠簸，挤压被救者的腹部与胸部，同一时间发挥"胸泵和腹泵的作用"，这种对胸腹部的挤压与震荡，使腹腔内的压力发生变化，连带膈肌上下移动起到了腹式呼吸的作用，也就是腹部心肺复苏术的雏形。

腹部提压心肺复苏仪，是依据腹泵、心泵、肺泵、胸泵等原理进行设计的，救治时真空吸盘置于患者的中上腹部，利用负压装置排空真空吸盘内气体，使真空吸盘与患者腹部紧密牢固结合。通过施救者双手握手柄两端，交替地对患者的腹部进行提拉与按压，改变胸腹内压力使膈肌上下移动，迅速建立有效的循环和呼吸支持，同时实现在不间断循环状态下给予通气，实现心与肺复苏并举。施救者双手紧握腹部提压心肺复苏仪的手柄，将提压板平放在被救者的中、上腹部稍偏左，提压板上方的三角形项角放在被救者的肋缘和剑突下方，负压装置的开口与被救者的皮肤紧密接触，启动腹部提压心肺复苏仪的负压吸引装置，使被救者腹部与提压板紧密结合。施救者于被救者右侧方以100次/分的频率连续交替向下按压与向上提拉，按压时垂直用力，按压腹部压力为40～50 kg，提拉时尽最大限度使腹部扩张，提拉压力为10～30 kg，如此往复，直到被救者自主循环恢复或复苏终止。

【自我检测】

双人心肺复苏技术任务学习自我检测单

姓名：	班级：	学号：	
任务分析	双人心肺复苏技术操作：		
	识别心脏骤停并报告：		
任务实施	操作前：评估患者、评估环境		
	操作中：呼救的处理 胸外按压的操作 球囊面罩通气的操作 电击除颤的操作		
	操作后：复苏效果评价指标		

续表

	姓名：	班级：	学号：
任务评价	1.操作流程／技术评价 2.职业素养评价		
实训反思			

（缪礼红、周立蓉）

实训项目二 球囊面罩通气技术

知识	1.说出球囊面罩的构成部分及其作用。
	2.归纳球囊面罩通气技术的适应证、禁忌证与注意事项。
技能	1.能规范正确地进行病情评估并选择通气支持技术。
	2.能规范正确地进行球囊面罩通气技术。
素质	1.具有珍爱生命的急救意识。
	2.具有救死扶伤的职业使命感。

【情景案例2-2】

吴某，男，58岁，因"重症肺炎"急诊入院。入院后，立即行心电监护，监测血氧饱和度。患者自述憋闷，面色苍白、口唇、甲床发绀、呼吸急促，四肢末梢凉。遵医嘱立即给予球囊面罩辅助呼吸。

【任务】 1. 球囊面罩通气技术的适应证有哪些？

2. 使用球囊面罩通气时的注意事项有哪些？

情景案例2-2答案

球囊面罩又称简易呼吸器。球囊面罩通气术是一种简便易行的通气支持和供氧方法，在危重症患者无法及时建立人工气道时可临时使用。其具有供氧浓度高，操作简便等特点，且在有无氧气源的环境中均可使用。尤其在心肺复苏期间，可代替口对口人工呼吸。

一、球囊面罩的构成

球囊面罩由四个部分和六个阀门所构成。四个部分为面罩、球囊、氧气连接管、储气袋。六个阀门分别为单向阀（鸭嘴阀）、呼气阀、压力安全阀、进气阀、储气阀、储氧安全阀（图2-1）。

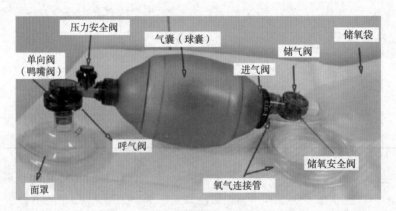

图2-1 球囊面罩

二、球囊面罩通气技术的适应证与禁忌证

（一）适应证

1. 各种原因导致的呼吸骤停或呼吸衰竭的抢救。

2. 患者转运途中、现场或临时替代呼吸机的人工通气。

（二）禁忌证

1. 中等量以上活动性咯血。

2. 颌面部外伤或严重骨折。

3. 大量胸腔积液。

三、球囊面罩通气技术操作流程

操作流程：
球囊面罩通气技术

操作视频：
球囊面罩通气技术

【🀄课证融通】技能：球囊面罩通气技术（表2-2）

表2-2　球囊面罩通气技术

	操作步骤及图示	要点说明
评估	**1. 核对医嘱**	
	2. 患者 （1）评估患者是否符合球囊面罩的适应证，有无禁忌证 （2）患者的年龄、体重、呼吸道是否通畅、呼吸状况	◆ 有自主呼吸患者需评估其呼吸、频率、节律、深浅度等 ◆ 做好心理护理，缓解患者紧张情绪
	3. 环境　病室安静整洁，光线充足	◆ 关闭门窗或拉围帘，保护患者隐私
	4. 护士　着装整洁，指甲已修剪，洗手	◆ 七步洗手法正确洗手

操作步骤及图示	要点说明

评估

5. 用物 用物准备齐全，摆放有序，符合行业规范

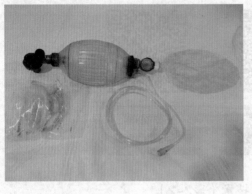

（1）功能完好的球囊面罩
（2）氧气装置、氧气连接管、纱布、治疗盘、弯盘、听诊器、护理记录单、笔、手消毒剂

◆ 严格检查球囊面罩（各阀门安装正确、功能完好，氧气面罩、球囊和储氧袋完好无漏气）

实施

1. 核对解释
（1）携用物至床边，核对床号、姓名
（2）需向意识清醒患者解释操作目的和操作过程中配合方法

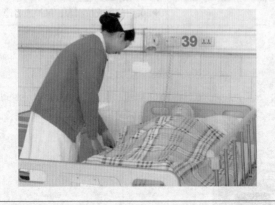

◆ 意识清醒患者需要了解球囊面罩通气的目的及配合要点

续表

操作步骤及图示	要点说明
2. 移床，撤床头板 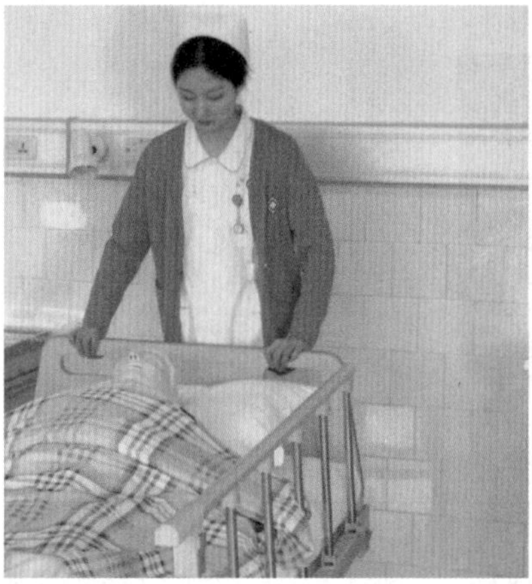 	◆ 将病床移至床头距墙面约1米，撤离病床床头板
3. 安置体位 患者去枕平卧，头颈躯干平直无扭曲，双手放于身体两侧 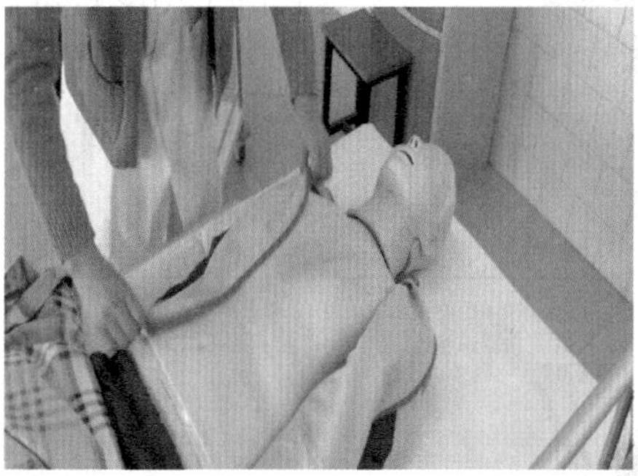 	◆ 解开患者衣领，暴露胸部，松开裤腰带
4. 放置球囊面罩 将球囊面罩放置于患者头侧，便于操作 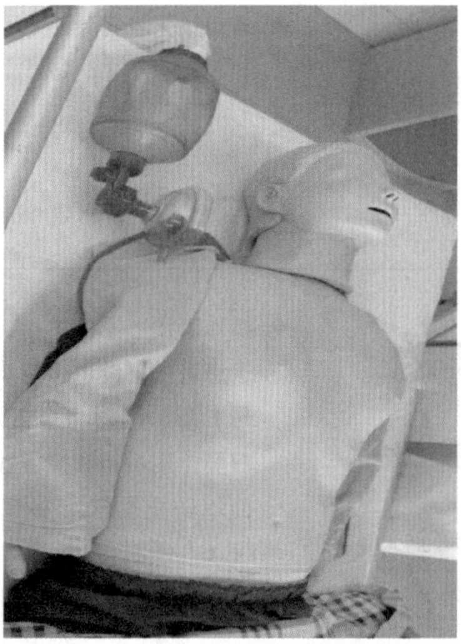 	◆ 可将球囊面罩放于患者头部右侧，以便通气时操作者右手挤压球囊

实施

续表

操作步骤及图示		要点说明
实施	**5. 清理呼吸道**　检查口腔，清理分泌物或呕吐物，保持呼吸道通畅 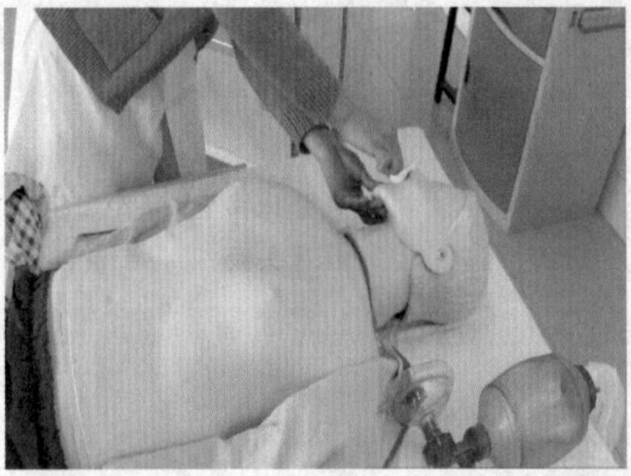	◆ 将患者头偏向一侧清理口腔，若有活动性义齿，取下义齿
实施	**6. 开放气道**　采用托颌法开放气道 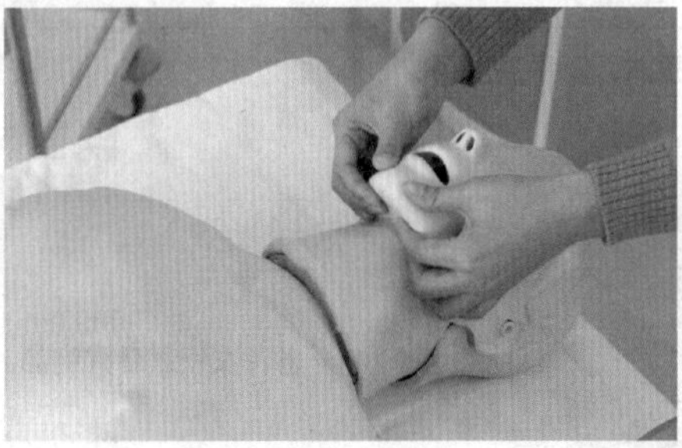	◆ 操作者站于患者头顶侧，双手托起下颌朝上，保持患者头后仰的状态
实施	**7. 连接氧气**　将球囊面罩连接氧气 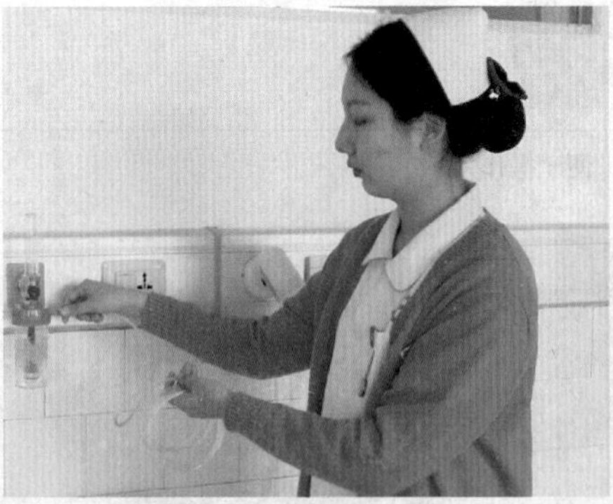	◆ 连接氧气，将氧流量调节至 8 ～ 10 L/min ◆ 若现场无氧气源则无须连接氧气
实施	**8. 固定面罩**　采用“E-C”手法固定氧气面罩 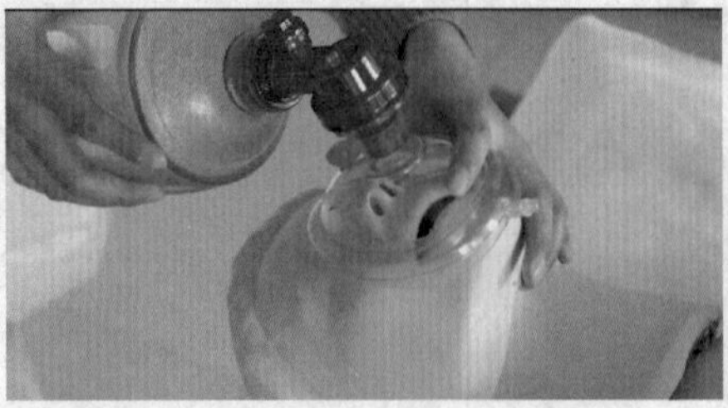	◆ 操作者用一手的中指、无名指、小指置于患者的下颌部保持口张开，手指呈字母 E 形，同时将氧气面罩覆盖于患者口鼻，用示指和拇指置于面罩上并按紧面罩防止漏气，手指呈字母 C 形，即“E-C”手法 ◆ 氧气面罩应紧密覆盖口鼻，避免漏气

操作步骤及图示	要点说明
9. 挤压球囊　挤压送气时间约为 1 秒，待球囊重新膨胀再开始下一次挤压。通气量为 400～600 mL，通气频率为 10～12 次 / 分，挤压吸呼之比为 1∶（1.5～2） 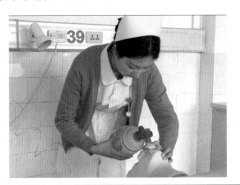	◆ 单人操作时用单手均匀挤压球囊，双人操作时则由一人开放气道和固定面罩，另一人双手挤压球囊 ◆ 若患者存在自主呼吸，应依据患者的吸气与呼气频率、节律挤压球囊 ◆ 对于清醒患者，操作者可边挤压气囊边发出"吸""呼"的口令指导患者配合呼吸
10. 观察病情　密切观察患者使用球囊面罩通气效果 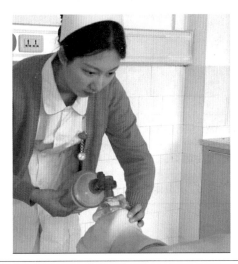	◆ 观察患者胸廓有无起伏、单向阀门是否打开、氧气面罩内是否呈气雾状 ◆ 观察患者自主呼吸情况、口唇皮肤颜色、生命体征、血氧饱和度等参数 ◆ 球囊面罩通气有效指征包括： 1. 患者胸廓出现起伏 2. 面色、口唇、甲床、皮肤色泽转为红润 3. 听诊有呼吸音 4. 血氧饱和度改善，维持在 90% 以上
11. 操作后处理 （1）整理　整理床单位和用物 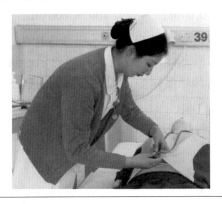	

实施

续表

操作步骤及图示	要点说明
实施 （2）洗手记录　洗手并记录患者生命体征、吸入氧浓度 （3）球囊面罩消毒备用　球囊面罩各部件按要求进行消毒后放清洁干燥盒内备用 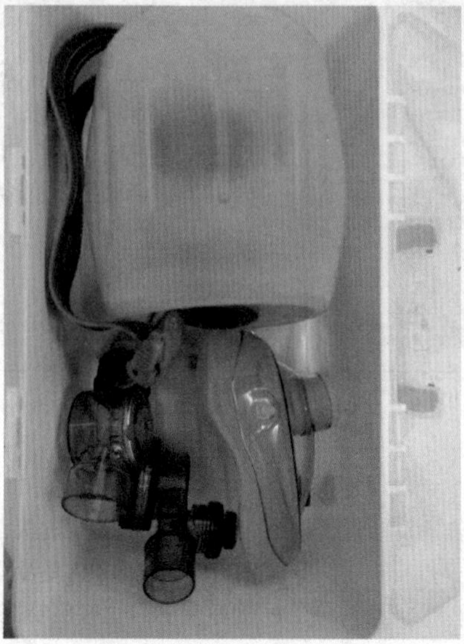 	◆ 协助患者取舒适体位，予以进一步生命支持 ◆ 患者缺氧状态改善，遵医嘱予以面罩吸氧，氧流量调节为 6 ～ 10 L/min
评价	**1. 质量标准**　球囊面罩通气操作流程正确，手法规范，患者缺氧状态改善
	2. 熟练程度　程序正确，操作规范，动作熟练，注意安全
	3. 人文关怀　关心患者，患者感到满意；护患沟通有效，充分体现人文关怀

四、操作要求及注意事项

1. 通气量适宜　通气量应根据患者的年龄、体重、病情及球囊的容积等具体情况来决定。原则为在挤压球囊时能见到患者胸廓起伏即可，一般为 400 ～ 600 mL。

2. 呼吸频率适当　若患者有脉搏，每 5 ～ 6 秒给予 1 次通气（10 ～ 12 次 / 分）；若无脉搏，则按照 30：2 的按压－通气比例进行；若已建立高级气道，则每分钟给予 10 次通气；若患者尚存微弱呼吸，则应与其呼吸同步，即在其吸气时挤压球囊，呼气时放松球囊。

3. 使用时间适度　球囊面罩通气不宜长时间使用，因其可导致患者通过气量不足。若医疗条件允许，应立即行气管插管。

五、球囊面罩通气技术考核标准

考核标准：
球囊面罩通气技术

【🔲课赛融通】技能：球囊面罩通气技术考核标准

　　球囊面罩通气技术是全国职业院校技能大赛护理技能赛项项目，按照比赛规程和要求，该操作考核标准见《考核标准：球囊面罩通气技术》二维码。

【自我检测】

球囊面罩通气技术任务学习自我检测单

姓名：	班级：		学号：
任务分析	球囊面罩通气技术操作：		
	观察球囊面罩通气效果并报告：		
任务实施	操作前：评估及准备		

续表

姓名：	班级：	学号：
任务实施	操作中：及时根据患者病情正确处理	
	操作后：安置、整理与记录	
任务评价	1.操作流程 / 技术评价 2.职业素养评价	
实训反思		

（向华）

实训项目三　气管内插管技术

知识	1.归纳气管内插管技术的操作要点。 2.说出气管内插管技术的适应证、禁忌证与注意事项。
技能	1.能全面做好气管内插管技术前准备。 2.能规范熟练进行气管内插管。

素质　1.具有珍爱生命的急救意识。
　　　2.具有救死扶伤的职业使命感。

【情景案例2-3】

情景案例2-3答案

　　张某，男，60岁，冠心病患者，因突发心跳骤停经120送入医院急诊科。查体：意识不清、呼吸微弱、口唇发绀，血氧饱和度为30%，使用球囊面罩通气后呼吸及血氧情况无明显改善。针对患者的呼吸问题，医生立即予以气管内插管技术。

　　【任务】1.气管内插管技术的适应证有哪些？
　　　　　　2.气管内插管时该如何准确识别气管开口？

　　气管内插管技术是将特制的气管导管经过口腔或鼻腔置入患者气管内，通过人工手段建立呼吸通道的操作方法，由气管导管直接与球囊面罩或呼吸机相连进行机械通气。

　　气管内插管技术是现代麻醉学、现代急救医学必不可少的基本技术，是抢救呼吸功能障碍患者的重要措施。其操作简便易行，通常作为机械通气的首选途径，对抢救患者生命、降低死亡率起到至关重要的作用。

一、气管内插管的目的

　　气管内插管目的包括清除呼吸道分泌物，预防和解除呼吸道梗阻，保持呼吸道通畅；维持有效通气和供氧，防止缺氧和二氧化碳潴留；提供气管内给药途径。

二、气管内插管的分类

　　气管内插管技术根据插管途径可分为经口气管内插管和经鼻气管内插管技术。根据插管时是否利用喉镜暴露声门分为明视气管内插管技术和盲探气管内插管技术。经口明视气管内插管技术是临床急救最常用的方法，操作难度小，插管速度快，紧急救护时方便实用。随着医学科技的发展，近年来可视化技术大量应用于气管插管中，操作者通过可视喉镜准确找到声门实施气管插管。

三、气管内插管技术的适应证与禁忌证

（一）适应证

1.心脏骤停或窒息患者。

2. 呼吸肌麻痹、呼吸衰竭需要进行有创机械通气者。

3. 呼吸道分泌物不能自行清除者。

4. 各种全身麻醉或静脉复合麻醉手术者。

（二）禁忌证

气管内插管无绝对禁忌证，患者出现以下情况应慎重操作：

1. 喉部水肿、肿瘤、异物、呼吸道不全梗阻等。

2. 颈椎骨折脱位或怀疑颈椎骨折、脱位。

3. 严重出血倾向。

4. 肿瘤压迫或侵犯气管。

四、气管内插管技术操作流程

操作流程：
气管内插管技术

操作视频：
气管内插管技术

【□课证融通】技能：气管内插管技术（表2-3）

表2-3　经口明视气管内插管技术

操作步骤及图示		要点说明
评估	**1. 核对医嘱**	
	2. 患者　评估患者一般状况、头颈部活动度、口齿情况、咽腔情况	◆ 一般状况：患者性别、年龄、病情、体重、体位、意识状态、呼吸状况、心理状况及配合程度等 ◆ 头颈部活动度：寰枕关节活动度、头颈屈伸范围 ◆ 口齿情况：牙齿有无松动、有无义齿，若有，取下活动义齿，防止误入食管和气道 ◆ 咽腔情况：咽喉、气管等是否通畅、有无狭窄，如有分泌物及时清除

续表

操作步骤及图示	要点说明
3. 环境　病室安静整洁，光线充足	◆ 关门窗或拉围帘，保护患者隐私
4. 护士　着装整洁，洗手，戴手套	◆ 七步洗手法正确洗手
评估　**5. 用物**　用物准备齐全，摆放有序，符合行业标准 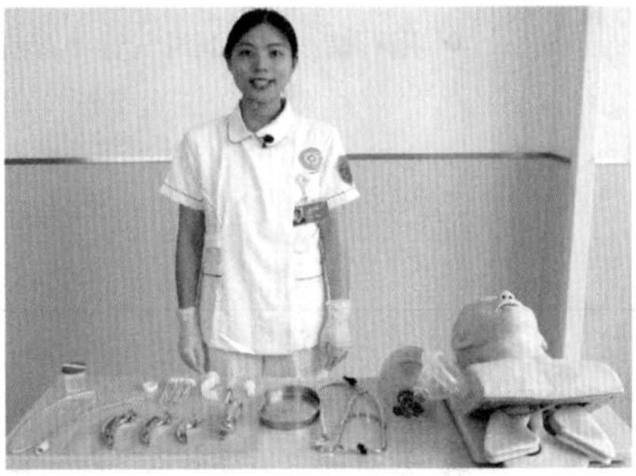	◆ 麻醉喉镜、气管导管、导管管芯、口咽通气管、咬垫、10 mL 注射器、石蜡油、手套、听诊器、胶布、棉签、球囊面罩 ◆ 必要时备呼吸机、吸痰器、吸痰管等
1. 核对解释　携用物至床边，核对床号、姓名，做好解释，患者或家属签署知情同意书	
2. 组装喉镜，检查灯源是否正常 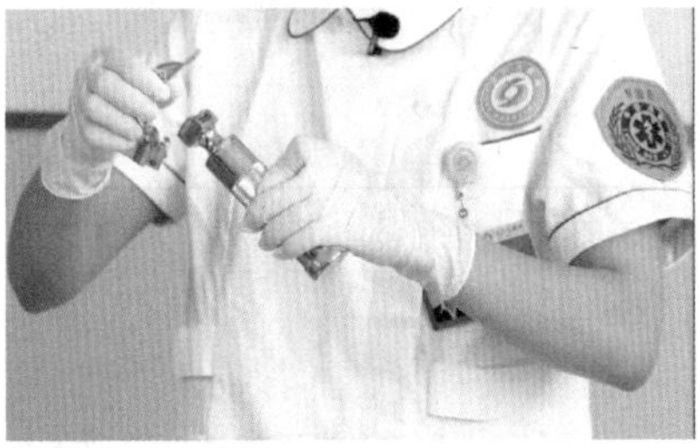	◆ 将成人弯型镜片对准喉镜手柄卡扣卡紧 ◆ 确保喉镜镜片与喉镜手柄连接完好，灯源亮度合适 ◆ 确保灯光良好后关闭灯源
实施　**3. 选择气管导管**　根据患者性别、体重、身高等情况选择合适的气管导管 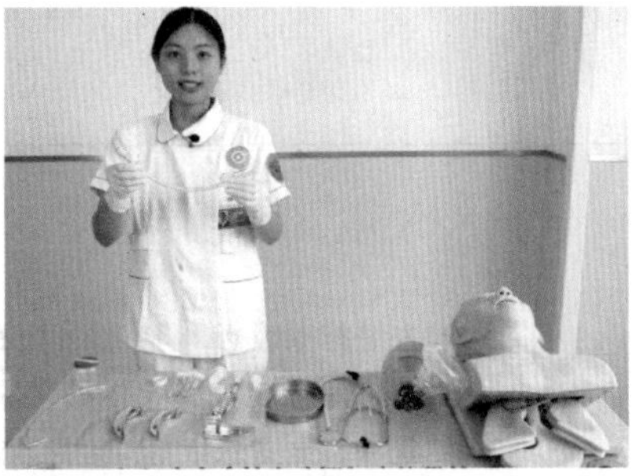	◆ 临床上多使用带气囊的导管 ◆ 一般成人经口气管插管时，男性选用导管内径（ID）标号 8.0 ～ 8.5 mm 的气管导管，女性常用内径 7.5 ～ 8 mm 的气管导管 ◆ 小儿进行气管内插管时，导管内径 = 患儿年龄（岁）÷4+4.0
4. 插入气管导管管芯，进行塑形 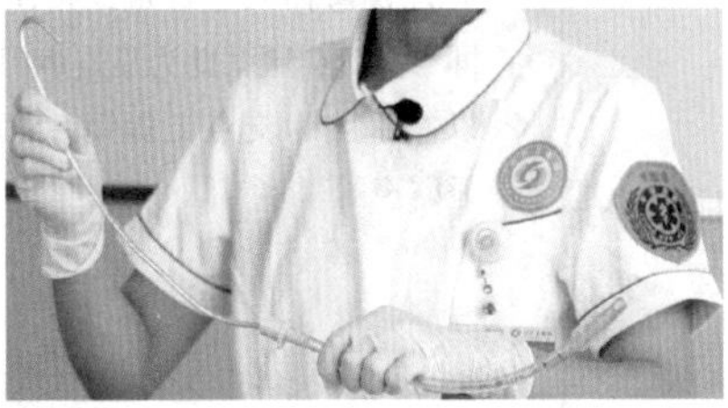	◆ 确保管芯不超出导管尖端，一般管芯前端置于离气管导管前端开口 1 cm 处

续表

操作步骤及图示		要点说明
实施	**5. 润滑气管导管前端** 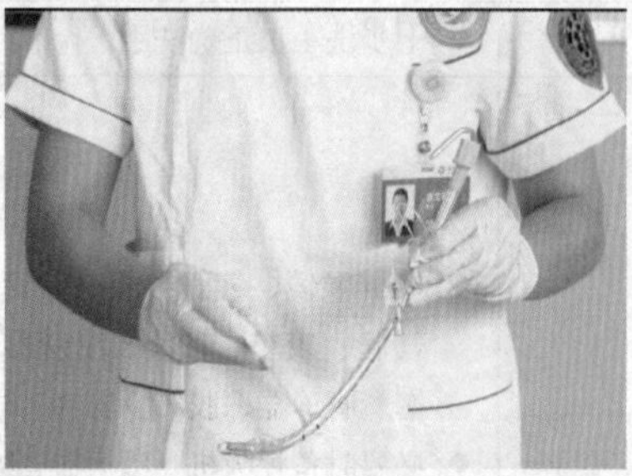	◆ 用石蜡油棉签润滑气管导管前端
	6. 安置体位　患者去枕平卧，头后仰 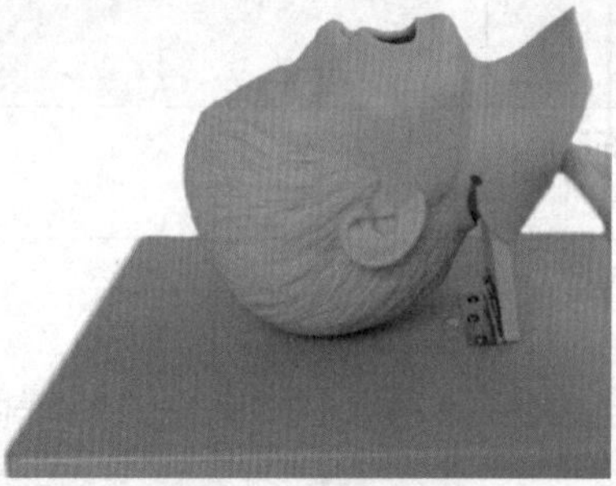	◆ 安置患者取仰卧位，颈部抬高，头后仰，显露喉部，使口、咽、气管基本位于一条轴线 ◆ 必要时肩下垫小枕，使头尽量后仰，以利于喉头充分暴露
	7. 插管前予以球囊面罩通气 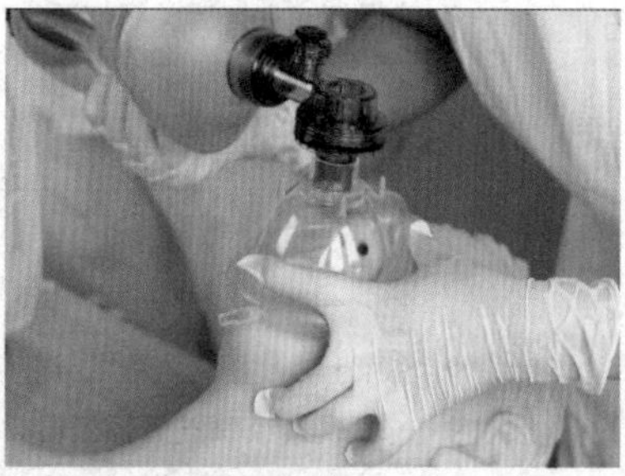	◆ 插管前使用球囊面罩通气给予患者 100% 氧气，以免插管费时而加重缺氧
	8. 置入喉镜 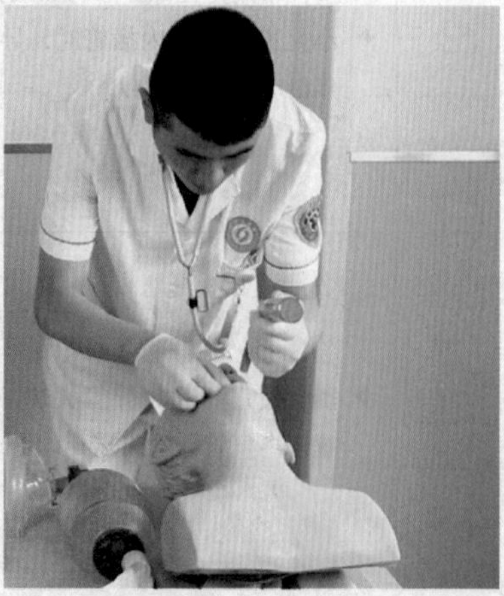	◆ 左手持喉镜柄，将喉镜片由右口角斜形置入，用喉镜片将舌体稍向左推开，移至正中，显露悬雍垂，此为显露声门的第 1 标志 ◆ 沿舌背弯伸入至舌根，稍向上提起喉镜，即可见到会厌，此为显露声门的第 2 标志 ◆ 以左手腕为支点上提镜片，使会厌翘起，显露声门

续表

操作步骤及图示	要点说明
9. 插入气管导管 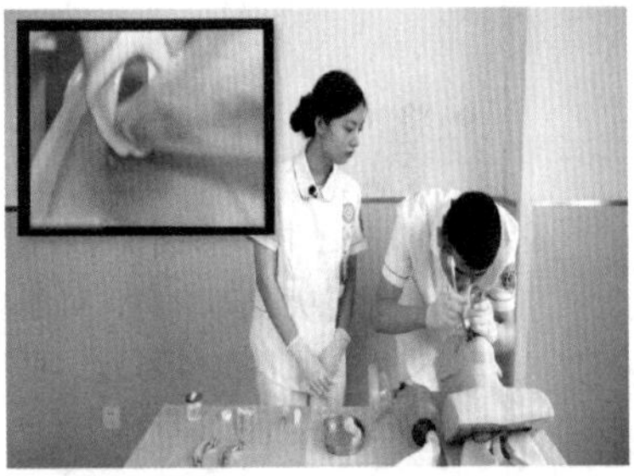 	◆ 操作者右手持气管导管，斜面对准声门，在吸气末轻柔地将导管沿喉镜片凹槽插入气管内
10. 拔出气管导管管芯 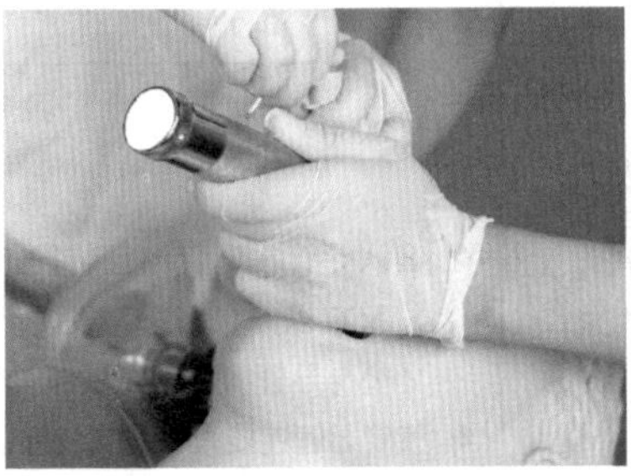 	◆ 当气管导管斜面过声门后约 1 cm 迅速拔出管芯，以免损伤气管 ◆ 再继续将导管向前送入直至气管导管尖端至门齿 18～22 cm
11. 放置牙垫，退出喉镜 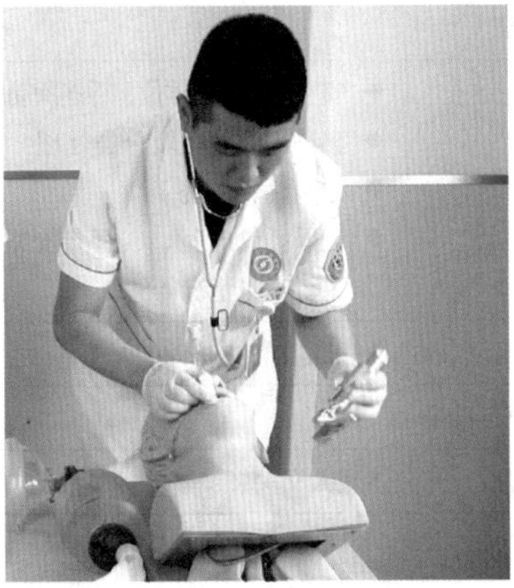 	◆ 放置牙垫于磨牙之间，然后退出喉镜
12. 气囊充气 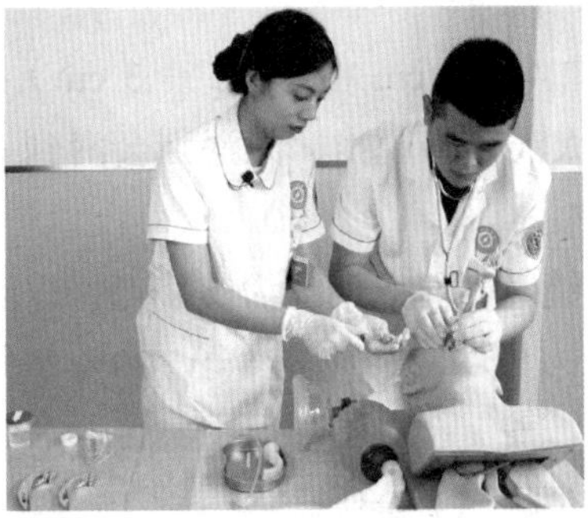 	◆ 向气管导管前的气囊内注入 5～10 mL 空气，使气管导管与气管壁封闭，以恰好封闭气道不漏气为准

实施

续表

操作步骤及图示	要点说明
13. 确认气管导管位置 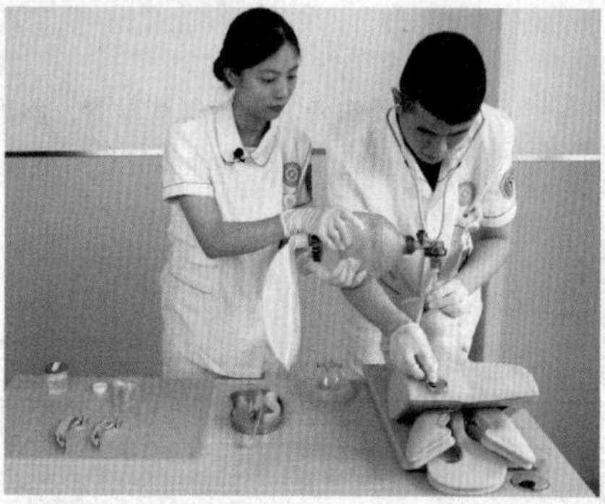 	◆ 将气管导管连接球囊面罩，挤压气囊，如果胸廓有起伏，听诊两肺有对称、清晰的呼吸音，可初步确认导管在气管内 ◆ 如果呼吸音不对称，可能导管插入过深，进入一侧支气管所致，可将导管稍后退，直至两侧呼吸音对称
14. 妥善固定导管 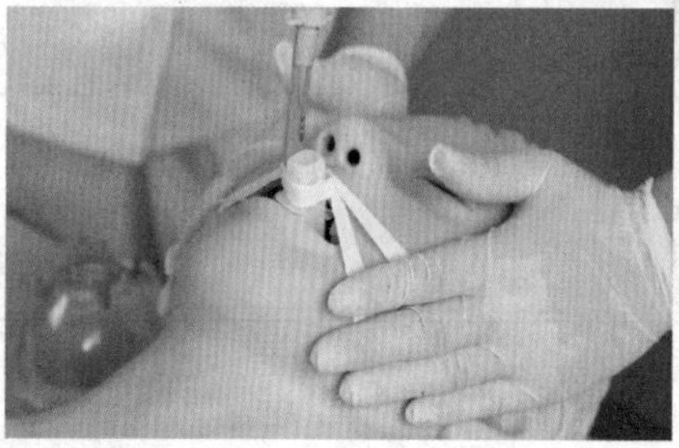 	◆ 确认导管在气管内且位置正确后，用两条长胶布以"八字法"或"十字交叉法"将牙垫与导管固定于面颊部 ◆ 气管导管连接人工通气装置，给予呼吸支持
15. 操作后处理 （1）安置患者 （2）整理床单位和用物 （3）洗手，记录	◆ 安置患者舒适体位，昏迷躁动患者约束肢体 ◆ 整理用物，垃圾分类处理 ◆ 七步洗手法洗手 ◆ 记录插管时间、气管导管型号、插入深度，患者呼吸情况等

（"实施"为左侧纵向标注；"评价"为左侧纵向标注）

评价	
1. 质量标准	气管内插管术操作流程完整，手法规范，气管内插管成功
2. 熟练程度	程序正确，操作规范，动作轻柔、迅速、准确
3. 人文关怀	关心患者，患者感到满意；护患沟通有效，充分体现人文关怀

五、操作要求及注意事项

1. 导管插入气管的深度为鼻尖至耳垂外加 4～5 cm（小儿 2～3 cm），平均 22 cm，男性可增加 1～2 cm，女性可减 1～2 cm，太浅容易脱出，太深则会滑到一侧支气管而影响通气效果。

2. 插管时动作轻柔、迅速、准确，操作喉镜时不能以门牙为支持点，以防门牙脱落。

3. 插管时勿使缺氧时间过长，30 s 内插管未成功时，应先给予 100% 氧气吸入后再重新插入。

4. 显露声门是气管内插管的关键，最终定位标志为会厌。

5. 操作过程中如声门暴露不满意，可请助手从颈部向后轻压喉结，或向某一侧轻推，以取得最佳视野。

6. 应用带气囊的气管导管时，注入气囊内的气量以控制在呼吸时不漏气的最小气量为宜，用气囊压力检测表监测，调节气囊压力在 25 ～ 30 cmH$_2$O。

7. 经口气管插管留置时间不超过 72 h，经鼻气管插管可维持 1 周以上，插管期间注意观察病情，避免插管时间过长引起呼吸道感染。如果病情仍无改善需改行气管切开术。

8. 插管后应加强气道护理，妥善固定导管。吸痰时，必须严格无菌操作，吸痰持续时间每次不应超过 15 s。

六、气管内插管技术考核标准

考核标准：
气管内插管技术

【自我检测】

气管内插管技术任务学习自我检测单

	姓名：　　　　班级：　　　　学号：		
任务分析	气管内插管技术操作：		
	气管内插管通气效果并报告：		

	姓名：		班级：		学号：	
任务实施	操作前：评估及准备					
	操作中：迅速准确进行气管内插管					
	操作后：安置、整理与记录					
任务评价	1. 操作流程 / 技术评价 2. 职业素养评价					
实训反思						

（向华）

任务二　急性中毒患者院内救护

急性中毒患者经消化道进入人体的有毒药物一般在胃和肠道内被吸收，从而危害身体健康，其对人体毒害作用的大小主要取决于被吸收药量的多少。多由于误服、误用引起，此外还有服毒自杀及谋杀他人而中毒者。急性中毒患者常用急救技术包括口服催吐法、电动吸引器洗胃、全自动洗胃机洗胃等，不必过分强调催吐，洗胃应尽早、充分、彻底。

实训项目一　口服催吐法

【情景案例2-4】

　　患者，女性，56岁，因家庭矛盾与丈夫发生争吵，吞服农药自杀，半小时后被家人发现急送医院急诊科就诊。患者出现头晕、恶心、呕吐、流涎、腹痛、全身乏力等症状，可闻及有浓烈刺鼻的大蒜味。入院诊断：急性有机磷农药中毒。医嘱立即给予口服催吐法洗胃。

情景案例2-4答案

　　【任务】 1. 为什么该患者需要进行口服催吐法洗胃？

　　　　　　 2. 口服催吐法的注意事项有哪些？

　　口服催吐法，是排出胃内毒物的最好方法，并可加强洗胃的效果。让患者饮温水300～500 mL，然后用手指或压舌板刺激咽后壁或舌根诱发呕吐，如此反复进行，直到胃内容物完全呕出为止；也可服用药物催吐，常用药物有吐根糖浆、阿扑吗啡、1%硫酸锌溶液等。

一、口服催吐的目的

　　口服催吐的主要目的为解毒，清除胃内毒物或刺激物，减少毒物吸收，还可以利用不同灌洗液进行中和解毒。用于急性食物或药物中毒的患者。

二、口服催吐法的适应证与禁忌证

（一）适应证

1. 意识清醒、具有呕吐反射，且能合作配合的急性中毒者。
2. 口服毒物时间不久，2 h 以内效果最好。
3. 在现场急救无胃管时。

（二）禁忌证

1. 昏迷、惊厥状态者。
2. 服用腐蚀性毒物，催吐有可能引起胃穿孔者。
3. 患者不合作，拒绝饮水者。
4. 原有食管胃底静脉曲张、主动脉瘤、消化性溃疡病者。
5. 年老体弱、妊娠、高血压、冠心病、休克者。

三、口服催吐溶液的选择

根据毒物性质选择 25 ～ 38℃洗胃液 10000 ～ 20000 mL。

表2-4　各种药物中毒的灌洗溶液（解毒剂）和禁忌药物

毒物种类	灌洗溶液	禁忌药物
酸性物	镁乳、蛋清水[①]、牛奶	强酸药物
碱性物	5% 醋酸、白醋、蛋清水、牛奶	强碱药物
氰化物	饮 3% 过氧化氢溶液引吐后，再用 1∶15000 ～ 1∶20000 高锰酸钾[②]	活性炭
敌敌畏	2% ～ 4% 碳酸氢钠、1% 盐水、1∶15000 ～ 1∶20000 高锰酸钾	
敌百虫	1% 盐水或清水、1∶15000 ～ 1∶20000 高锰酸钾	碱性溶液[③]
DDT（灭害灵）、666	温开水或生理盐水洗胃，50% 硫酸镁导泻	油性药物
1605、1059、4049（乐果）	2% ～ 4% 碳酸氢钠	高锰酸钾[④]
酚类、酶酚皂（来苏儿）	温开水、植物油洗胃至无酚味为止，洗胃后多次服用牛奶、蛋清保护胃黏膜	
苯酚（石炭酸）	1∶15000 ～ 1∶20000 高锰酸钾	
巴比妥类	1∶15000 ～ 1∶20000 高锰酸钾、硫酸钠导泻[⑤]	硫酸镁导泻
异烟肼	1∶15000 ～ 1∶20000 高锰酸钾、硫酸钠导泻	
发芽马铃薯、毒蕈	1% ～ 3% 鞣酸	

续表

毒物种类		灌洗溶液	禁忌药物
海豚、生物碱		1% 活性炭悬浮液	
灭鼠药	抗凝血类	催吐，温开水洗胃，硫酸钠导泻	碳酸氢钠
	有机氟类	0.2% ～ 0.5% 氯化钙或淡石灰水洗胃，硫酸钠导泻，饮用豆浆、蛋清水、牛奶等	
	磷化锌	1：15000 ～ 1：20000 高锰酸钾洗胃或 0.1% 硫酸铜⑥洗胃或 0.5% ～ 1% 硫酸铜溶液每次 10 mL，每 5 ～ 10 分钟口服一次，配合用压舌板等刺激舌根诱吐	鸡蛋、牛奶及其他油类食物⑥

注：①蛋清水、牛奶等可保护胃黏膜，减轻疼痛。②氧化剂将化学性毒物氧化，改变其性能，从而减轻或去除其毒性。③敌百虫遇到碱性溶液可分解出毒性更强的敌敌畏。④ 1605、1059、4049 中毒禁用高锰酸钾洗胃，否则可氧化成毒性更强的物质。⑤巴比妥类药物采用碱性硫酸钠导泻，可以阻止肠道水分和残存巴比妥药物的吸收，促进其尽早排出体外。⑥磷化锌中毒时，口服硫酸铜可使其成为无毒的磷化铜沉淀，阻止吸收，并促使其排出体外。磷化锌易溶于油类物质，故忌食脂肪性食物，以免加速磷的溶解吸收。

四、口服催吐法操作流程

操作流程：口服催吐法　　操作视频：口服催吐法

【▢ 课证融通】技能：口服催吐法（表2-5）

表2-5　口服催吐法

	操作步骤及图示	要点说明
评估	**1. 患者评估**　评估患者的年龄、病情、意识，有无呕吐反射等	◆ 患者需要了解口服催吐法的目的、操作过程及注意事项，愿意配合
	2. 环境评估　环境安静整洁，光线适中	◆ 环境无异味

操作步骤及图示	要点说明
3. 自身评估 着装整洁，修剪指甲、洗手 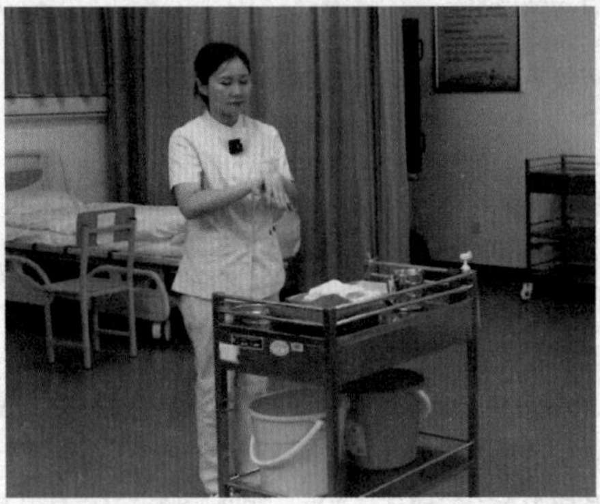 	◆ 七步洗手法
4. 用物评估 用物备齐，摆放有序	◆ 治疗车上层：治疗盘内备量杯（或水杯）、水温计、压舌板、毛巾、塑料围裙或橡胶单、一次性手套1副、漱口杯 ◆ 洗胃溶液：温度为25～38℃的温水10000～20000 mL，盛水桶2只，分别盛洗胃液、污水 ◆ 治疗车下层：生活垃圾桶、医用垃圾桶
1. 核对解释 携用物至床边，核对床号、姓名，向患者解释操作目的、操作方法和操作过程中配合方法 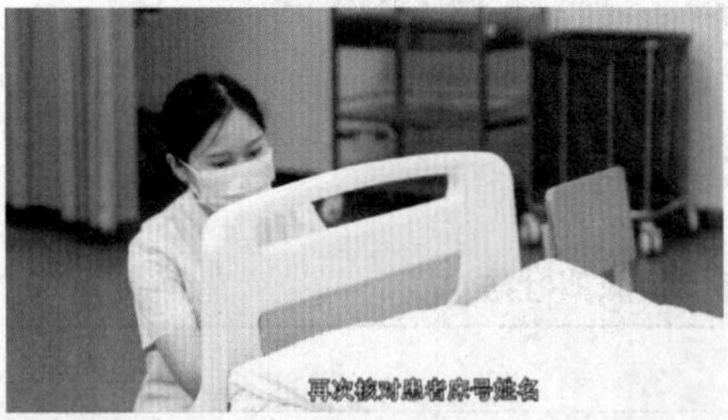 	◆ 认真查对，确认患者，避免发生差错 ◆ 帮助患者缓解紧张、恐惧，取得合作
2. 安置体位 协助患者取坐位，污物桶置于患者座位前 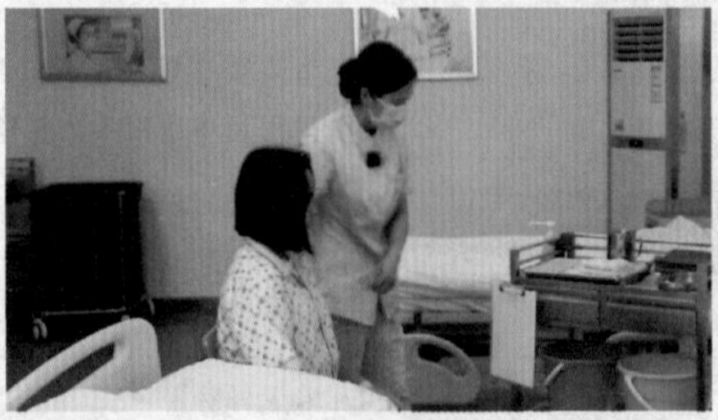 	◆ 如有义齿，取下义齿，防止脱落、误咽 ◆ 坐位有利于患者催吐，防止窒息

（左侧竖排）评估　实施

操作步骤及图示	要点说明
3. 铺巾防污 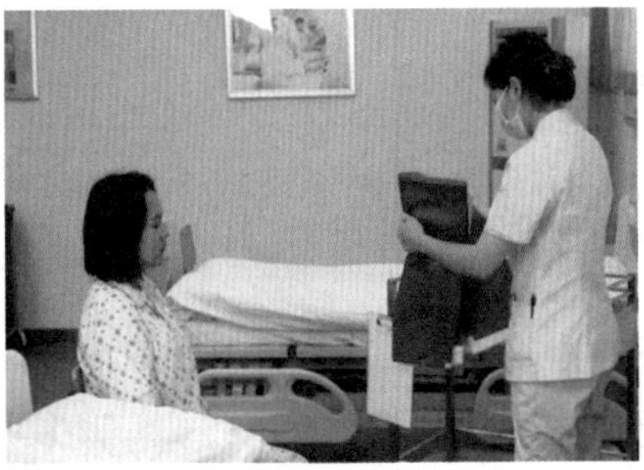 	◆ 将橡胶围裙围在患者胸前，防止污染衣物
4. 饮液催吐 （1）指导患者自饮 300 ~ 500 mL 洗胃液温水催吐，必要时用压舌板刺激舌根催吐 （2）反复自饮、催吐，直至吐出的胃液澄清无味为止 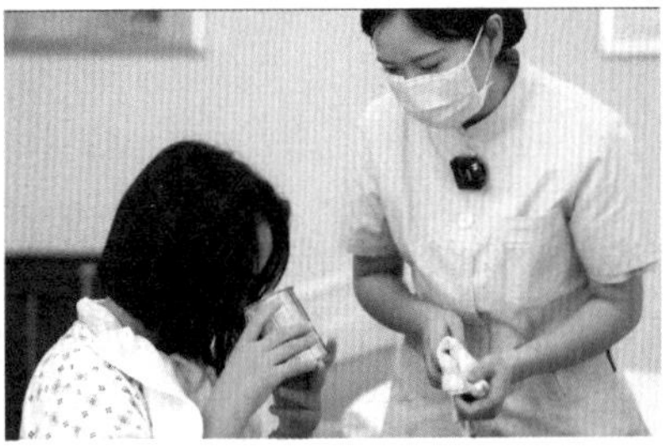 	◆ 一次饮液量 300 ~ 500 mL ◆ 必要时留标本送检
5. 操作后处理 （1）协助患者漱口、擦净口唇，采取舒适卧位 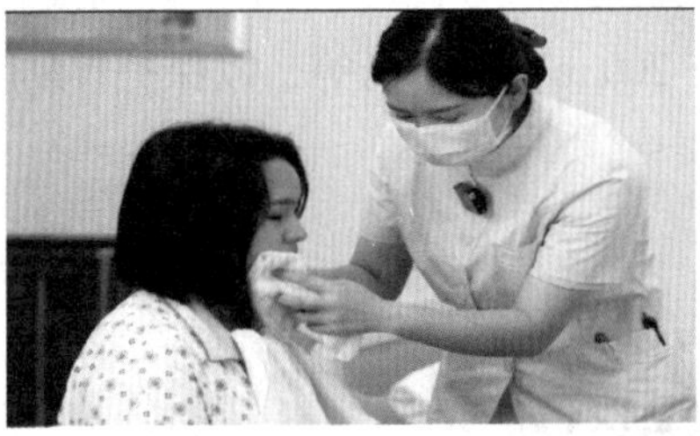 （2）整理床单位，清理用物 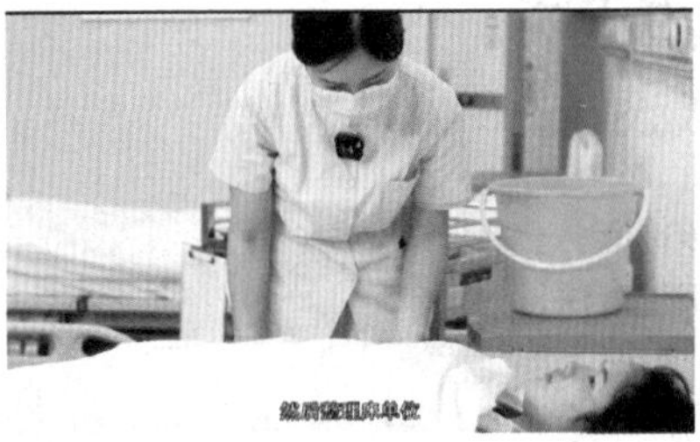 	◆ 关爱患者，安置舒适卧位

实施

续表

操作步骤及图示	要点说明
实施 （3）洗手，记录  护理口服催吐情况及患者反应	◆ 七步洗手法洗净双手
评价 **1. 质量标准** 催吐彻底有效，患者无并发症发生，洗胃液温度、量、灌注速度恰当	
	2. 熟练程度 程序正确，操作规范，动作熟练，注意安全
	3. 人文关怀 关爱患者，患者感到满意；护患沟通有效，充分体现人文关怀

五、操作要求及注意事项

1. 急性中毒者，应先迅速采用口服催吐法，必要时进行洗胃，以减少毒物被吸收。

2. 当不明所服毒物时，可选用温开水或等渗盐水催吐，待毒物性质明确后，再采用拮抗剂洗胃。

3. 在催吐过程中，患者出现腹痛，呕吐出血性灌洗液或出现休克症状时，应停止催吐，并通知医生进行处理。

4. 若口服强酸或强碱等腐蚀性药物，禁忌催吐，可按医嘱给予药物或物理性对抗剂，如喝牛奶、豆浆、蛋清（用生鸡蛋清调水至 200 mL）、米汤等，以保护胃黏膜。

六、口服催吐法考核标准

考核标准：
口服催吐法

【自我检测】

口服催吐法任务学习自我检测单

姓名：	班级：		学号：
任务分析	口服催吐法操作： 识别异常情况并报告：		
任务实施	操作前：评估及准备		
	操作中：异常情况的处理		
	操作后：安置、整理与记录		
任务评价	1. 操作流程／技术评价 2. 职业素养评价		
实训反思			

（缪礼红）

实训项目二　电动吸引器洗胃技术

　　知识　1.归纳电动吸引器洗胃技术的适应证、禁忌证与注意事项。
　　　　　　2.复习常用的洗胃液。
　　技能　1.能规范正确地进行病情评估并选择洗胃液。
　　　　　　2.能规范正确地进行电动吸引器洗胃操作。
　　素质　1.增强时间就是生命的急救意识。
　　　　　　2.具有爱心，渗透救死扶伤的职业精神。

【情景案例2-5】

　　郭某，女，36岁，因与邻居发生冲突，在家自行喝下杀虫剂敌百虫，被家人发现后立即送医院急诊科就诊。患者意识清晰，出现呕吐、轻度呼吸困难、瞳孔缩小等症状。入院诊断：急性有机磷农药中毒。医嘱立即给予电动吸引器洗胃。

情景案例2-5答案

　　【任务】1.电动吸引器洗胃的目的有哪些？
　　　　　　2.在该情景案例中，可作为敌百虫中毒的解毒剂有哪些？敌百虫中毒后禁用的洗胃溶液有哪些？

　　电动吸引器洗胃技术属于胃管洗胃术的一种，是指将胃管从鼻腔或口腔插入，经食管到达胃内，先吸出毒物后再注入洗胃液，并将胃内容物排出，以达到消除毒物的目的。对服用大量毒物在4～6 h之内的患者，因排毒效果好且并发症较少，故应首选此种洗胃方法。

一、电动吸引器洗胃的目的

　　1.解毒　清除胃内毒物或刺激物，减少毒物吸收，还利用不同灌注液进行中和解毒，用于急性食物或药物中毒，服毒后6 h内洗胃最有效。
　　2.减轻胃黏膜水肿　洗出胃内潴留食物，减轻潴留物对胃黏膜的刺激，从而减轻胃黏膜水肿和炎症，如为幽门梗阻患者洗胃，减轻患者痛苦。
　　3.手术或某些检查前的准备　如胃部、食管下段、十二指肠术前准备。

二、电动吸引器洗胃的适应证与禁忌证

（一）适应证

1.催吐洗胃无效或有意识障碍、不合作者。

2.需留取胃液标本送毒物分析者，应首选电动吸引器洗胃或自动洗胃机洗胃。

3.凡口服毒物中毒无禁忌者均应采用电动吸引器洗胃或自动洗胃机洗胃。

（二）禁忌证

1.强酸、强碱及其他对消化道有明显腐蚀作用的毒物中毒。

2.伴有上消化道出血、食管静脉曲张、主动脉瘤、严重心脏疾病等患者。

3.中毒诱发惊厥未控制者。

4.乙醇中毒，因呕吐反射亢进，插胃管时容易发生误吸，所以慎用胃管洗胃术。

三、电动吸引器洗胃溶液的选择

根据毒物性质选择 25 ～ 38℃洗胃液 10000 ～ 20000 mL。各种药物中毒的灌洗溶液（解毒剂）和禁忌药物见表2-4。

四、电动吸引器洗胃操作流程

操作流程：
电动吸引器洗胃技术

操作视频：
电动吸引器洗胃技术

【▣ 课证融通】技能：**电动吸引器洗胃技术（表2-6）**

表2-6　电动吸引器洗胃技术

操作步骤及图示		要点说明
评估	**1.患者**　评估患者对洗胃的认识、心理反应、情绪状态、耐受能力、合作程度等	◆ 患者需要了解电动吸引器洗胃的目的、操作过程及注意事项，愿意配合

操作步骤及图示	要点说明
2. 环境　安静、整洁，必要时屏风遮挡患者 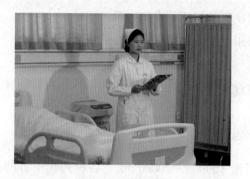	◆ 环境无异味
3. 护士　着装整洁，修剪指甲、洗手 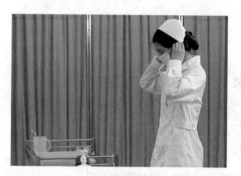	◆ 七步洗手法洗净双手
4. 用物　用物备齐，摆放有序，符合行业标准 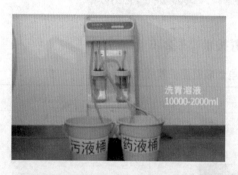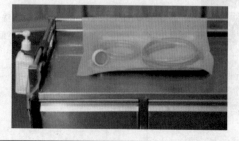	◆ 洗胃设备：电动吸引器及贮液瓶 ◆ 治疗车上层：洗胃管、水温计、镊子或血管钳、石蜡油、注洗器、量杯、纱布、棉签、胶布、弯盘、塑料围裙，必要时备压舌板、张口器等

评
估

操作步骤及图示	要点说明
评估	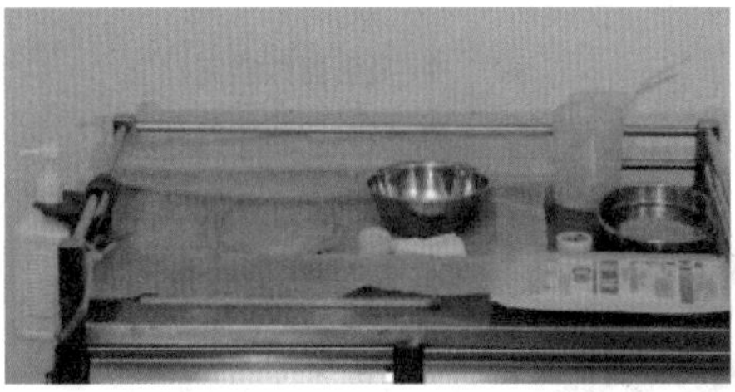 ◆ 按需准备洗胃溶液 10000 ～ 20000 mL，温度为 25 ～ 38℃ ◆ 治疗车下层：生活垃圾桶，医用垃圾桶，盛水桶
1. 核对解释　携用物至床边，核对床号、姓名，向患者解释操作目的、操作方法和操作过程中配合方法 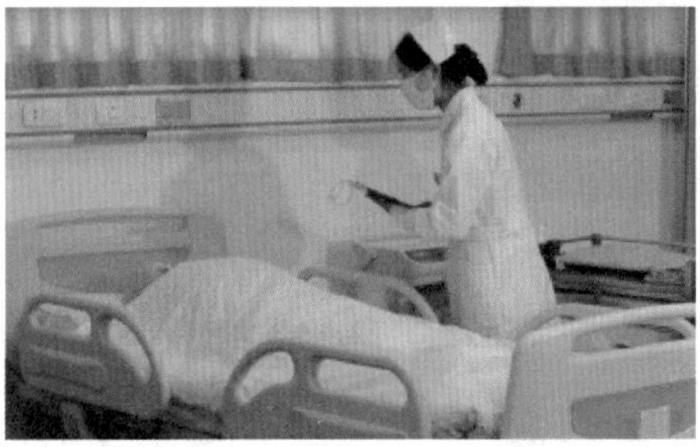 	◆ 认真查对，确认患者，避免发生差错 ◆ 帮助患者缓解紧张、恐惧，取得合作
2. 安置体位　协助患者取坐位或半坐卧位，危重或昏迷者去枕左侧卧位 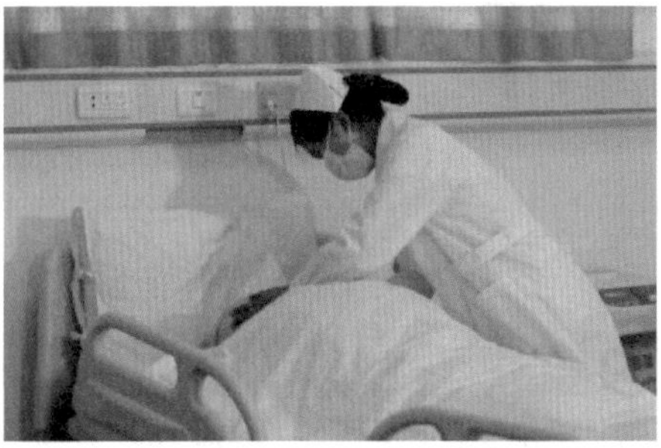 	◆ 如有义齿，取下义齿，防止脱落、误咽 ◆ 坐位有利于患者催吐，防止窒息
3. 铺巾防污 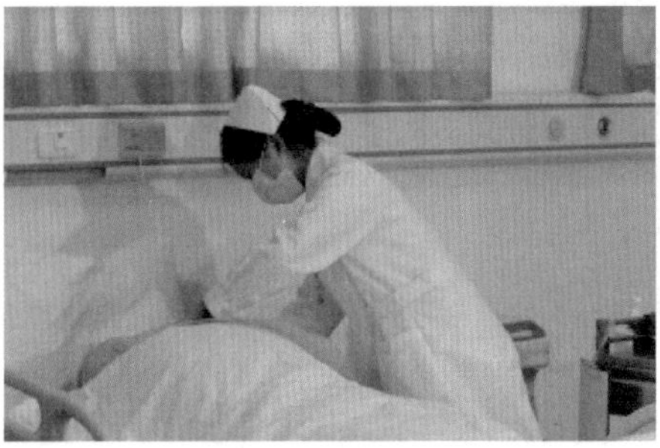 	◆ 铺上治疗巾，弯盘放于口角旁，防止污染衣物

（实施）

操作步骤及图示	要点说明
4. 电动吸引器洗胃 （1）接通电源，检查吸引器功能 （2）安装灌洗装置，正确安装进液管、排污管和胃管 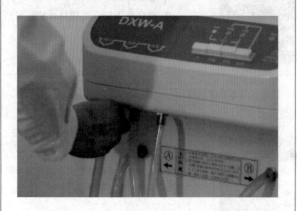	◆ 吸引器性能完好 ◆ 检查各连接处有无漏气
（3）润滑胃管前段，插管，并证实胃管在胃内后固定 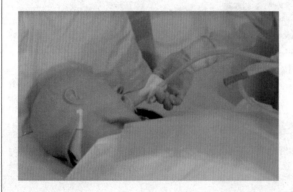	◆ 验证胃管在胃内的方法：①用注射器抽吸，有胃液或胃内容物被抽出，证明胃管在胃内；②用推注器注入 10～20 mL 空气，用听诊器在胃区听气过水声，如听到气过水声，表明胃管在胃内；③将胃管末端放入盛水杯内，无气泡溢出证明胃管在胃内
（4）开动吸引器，按手吸键，吸出胃内容物 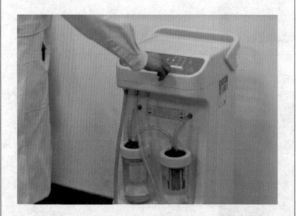	◆ 必要时留标本送检
（5）切换成手冲模式，使溶液流入胃内 300～500 mL	◆ 一次饮液量 300～500 mL

操作步骤及图示	要点说明
（6）反复灌洗直至洗出液澄清无味为止 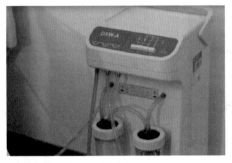 （7）洗毕，反折胃管拔出 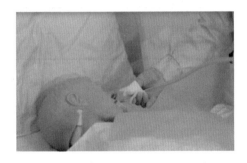 **5. 操作后处理** （1）协助患者漱口、擦净口唇，采取舒适卧位 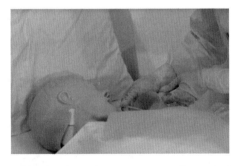 （2）整理床单位，清理用物 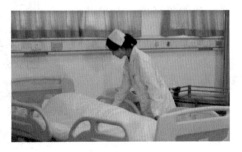	◆ 每次灌入量和洗出量应基本相等 ◆ 关爱患者，安置舒适卧位

实施

续表

操作步骤及图示		要点说明
实施	（3）洗手，记录 	◆ 七步洗手法洗净双手
评价	**1. 质量标准**　洗胃彻底有效，患者无并发症发生，洗胃液温度、量、灌注速度恰当	
	2. 熟练程度　程序正确，操作规范，动作熟练，注意安全	
	3. 人文关怀　关心患者，患者感到满意；护患沟通有效，充分体现人文关怀	

五、操作要求及注意事项

1. 急性中毒患者应迅速采取口服催吐法，必要时进行洗胃，以减少毒物的吸收。洗胃插管时动作要轻快，切勿损伤食管或误入气管。当中毒物质不明时，应抽出胃内容物送检，洗胃液可选用温开水或生理盐水。

2. 服强酸或强碱等腐蚀性药物，禁忌洗胃，以免造成穿孔。可按医嘱给予药物或迅速给予物理性对抗剂，如牛奶、豆浆、蛋清（用生鸡蛋清调水至 200 mL）、米汤等，以保护胃黏膜。

3. 洗胃过程中应严密观察病情变化，如有血性液体流出或出现虚脱现象，应立即停止洗胃。每次灌入量不宜过多，以免造成窒息或急性胃扩张。

4. 为幽门梗阻者洗胃宜在饭后 4 ～ 6 小时或睡前进行，应记录胃内潴留量，以了解梗阻情况，供临床输液参考。

5. 小儿洗胃灌入量不宜过多，婴幼儿每次灌入量以 100 ～ 200 mL 为宜。小儿胃呈水平位，插管不宜过深，动作要轻柔，对患儿应稍加约束或酌情给予镇静剂。

六、电动吸引器洗胃技术考核标准

考核标准：
电动吸引器
洗胃技术

【自我检测】

电动吸引器洗胃技术任务学习自我检测单

	姓名：	班级：	学号：
任务分析	电动吸引器洗胃技术操作：		
	识别异常情况并报告：		
任务实施	操作前：评估及准备		
	操作中：异常情况的处理		
	操作后：安置、整理与记录		
任务评价	1. 操作流程 / 技术评价 2. 职业素养评价		

续表

姓名：	班级：	学号：
实训反思		

（邹宇）

实训项目三　自动洗胃机洗胃技术

知识	1.归纳自动洗胃机洗胃技术的适应证、禁忌证与注意事项。
	2.复习常用的洗胃液。
技能	1.能规范正确地进行病情评估并选择洗胃液。
	2.能规范正确地进行自动洗胃机洗胃操作。
素质	1.增强时间就是生命的急救意识。
	2.具有爱心，渗透救死扶伤的职业精神。

【情景案例2-6】

　　患者，男，25岁，因自服百草枯半小时后（量50～60 mL）被亲友发现急送医院。患者入院时烦躁不安、恶心、呕吐，呕吐物为绿色黏液状物，口唇青紫、面色苍白，伴有上腹不适，无发热、呼吸困难、意识不清。急诊立即给予患者行自动洗胃机洗胃，并进行进一步抢救与治疗。

情景案例2-6答案

【任务】1. 自动洗胃机洗胃的适应证有哪些？
　　　　2. 在该情景案例中，服用百草枯中毒可采用哪些灌洗溶液洗胃？

自动洗胃机洗胃技术属于胃管洗胃术的一种，是指将胃管从鼻腔或口腔插入，经食管到达胃内，先吸出毒物后注入洗胃液，并将胃内容物排出，以达到消除毒物的目的。对服用大量毒物在 4 ～ 6 h 之内的患者，因排毒效果好且并发症较少，故应首选此种洗胃方法。

一、自动洗胃机洗胃的目的

同电动吸引器洗胃。

二、自动洗胃机洗胃的适应证与禁忌证

（一）适应证

同电动吸引器洗胃。

（二）禁忌证

同电动吸引器洗胃。

三、自动洗胃机洗胃的选择

根据毒物性质选择 25 ～ 38℃洗胃液 10000 ～ 20000 mL。各种药物中毒的灌洗溶液（解毒剂）和禁忌药物见口服催吐法（表 2-4）。

四、自动洗胃机洗胃操作流程

操作流程：
自动洗胃机
洗胃技术

操作视频：
自动洗胃机
技术洗胃

【 □ 课证融通 】技能：自动洗胃机洗胃技术（表2-7）

表2-7　自动洗胃机洗胃技术

操作步骤及图示	要点说明
1. 患者　评估患者对洗胃的认识、心理反应、情绪状态、耐受能力、合作程度等 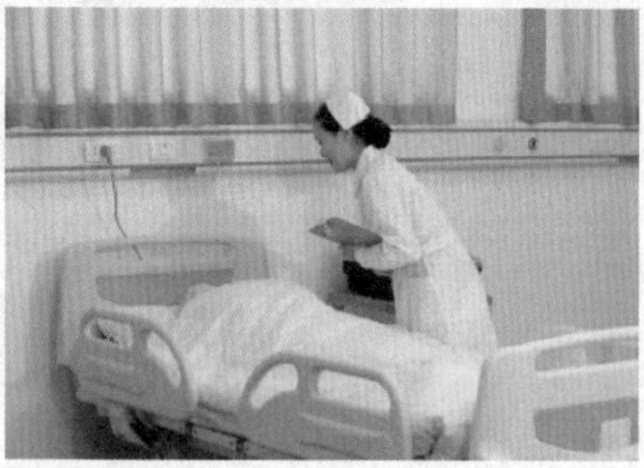 	◆ 患者需要了解自动洗胃机洗胃的目的、操作过程及注意事项，愿意配合
2. 环境　安静、整洁，必要时屏风遮挡患者 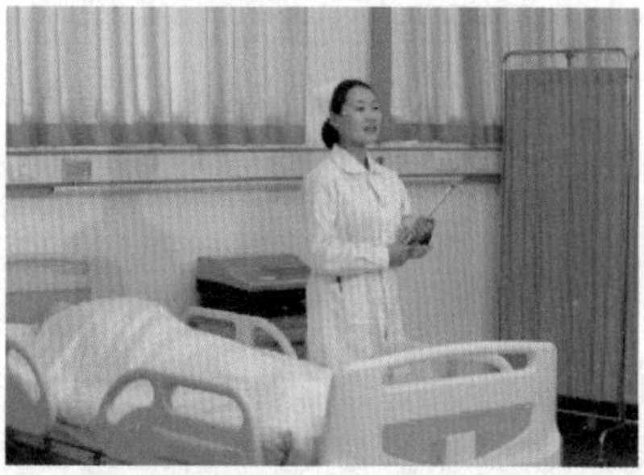 	◆ 环境无异味
3. 护士　着装整洁，修剪指甲、洗手 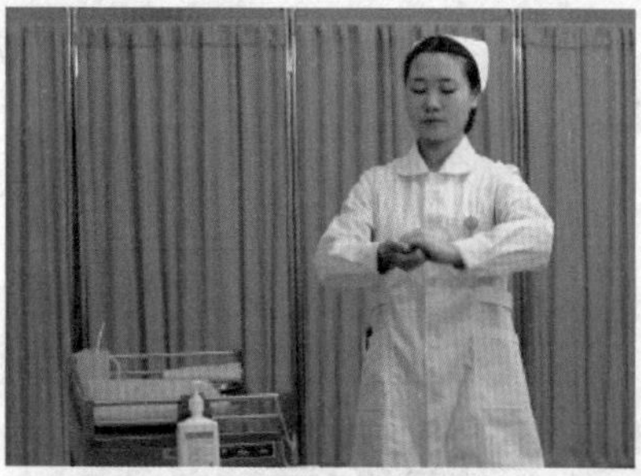 	◆ 七步洗手法
4. 用物　用物备齐，摆放有序，符合行业标准 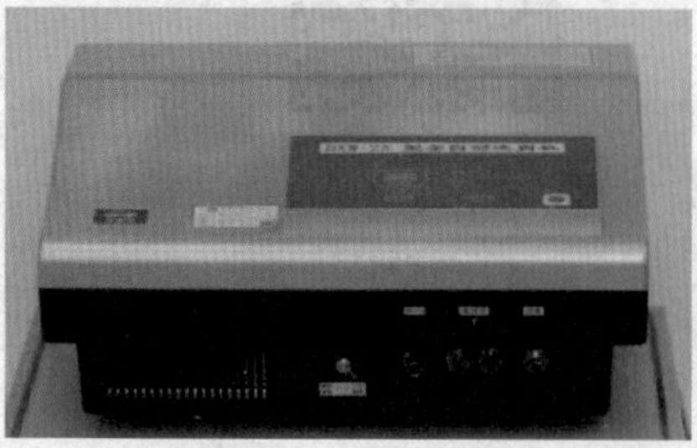 	◆ 洗胃设备：全自动洗胃机

（评估）

续表

操作步骤及图示	要点说明
评估 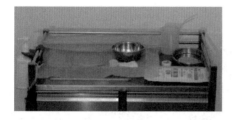 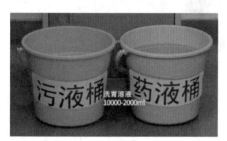	◆ 治疗车上层：洗胃管、水温计、镊子或血管钳、石蜡油、注洗器、量杯、纱布、棉签、胶布、弯盘、塑料围裙、治疗巾，必要时备压舌板、张口器，等 ◆ 按需准备洗胃溶液 10000 ～ 20000 mL，温度为 25 ～ 38℃ ◆ 治疗车下层：生活垃圾桶，医用垃圾桶，盛水桶 2 个
实施 **1. 核对解释** 携用物至床边，核对床号、姓名，向患者解释操作目的、操作方法和操作过程中配合方法 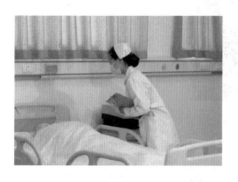	◆ 认真查对，确认患者，避免发生差错 ◆ 帮助患者缓解紧张、恐惧，取得合作
2. 安置体位 协助患者取坐位或半坐卧位，危重或昏迷者去枕左侧卧位 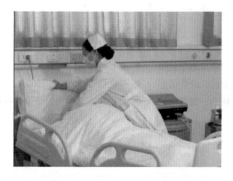	◆ 如有义齿，取下义齿，防止脱落、误咽 ◆ 坐位有利于患者催吐，防止窒息

续表

操作步骤及图示	要点说明
3. 铺巾防污 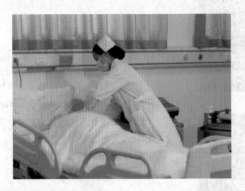	◆ 铺上治疗巾，弯盘放于口角旁，防止污染衣物
4. 全自动洗胃机洗胃 （1）接通电源，检查全自动洗胃机 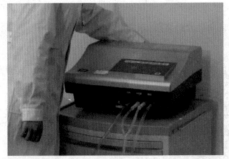	◆ 洗胃机性能完好 ◆ 检查各连接处有无漏气
（2）润滑胃管前段，插管，证实胃管在胃内后固定 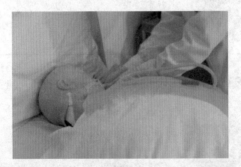	◆ 验证胃管在胃内的方法：①用注射器抽吸，有胃液或胃内容物被抽出，证明胃管在胃内；②用推注器注入 10～20 mL 空气，用听诊器在胃区听气过水声，如听到气过水声，表明胃管在胃内；③将胃管末端放入盛水杯内，无气泡溢出证明胃管在胃内
（3）将已配好的洗胃液倒入水桶内，将 3 根橡胶管分别与机器的药管（进液管）、胃管和污水管（出液管）相连，药管的另一端放入洗胃桶内，污水管的另一端放入空水桶内，胃管的另一端与已插好的患者胃管相连，调节药量流速 （4）按"手吸"键，吸出胃内容物，再按"自动"键，即开始对胃进行自动冲洗，直至洗出液澄清无味为止	◆ 必要时留标本送检 ◆ 一次饮液量 300～500 mL ◆ 每次灌入量和洗出量应基本相等

左侧纵排文字：实施

续表

操作步骤及图示	要点说明

<table>
<tr><td rowspan="4">实施</td><td>

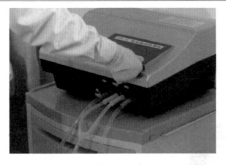

（5）观察：洗胃过程中，随时注意洗出液的性质、颜色、气味、量及患者的面色、脉搏、呼吸和血压

（6）洗毕，反折胃管拔出

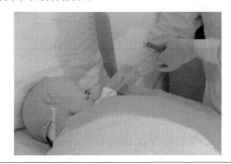

</td><td></td></tr>
<tr><td>

5. 操作后处理

（1）协助患者漱口、擦净口唇，采取舒适卧位

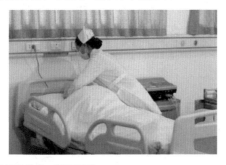

（2）整理床单位，清理用物

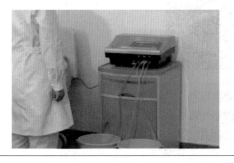

</td><td>

◆ 关爱患者，安置舒适卧位

</td></tr>
</table>

续表

操作步骤及图示		要点说明
实施	（3）洗手，记录 	◆ 七步洗手法洗净双手
评价	**1. 质量标准**　洗胃彻底有效，患者无并发症发生，洗胃液温度、量、灌注速度恰当	
	2. 熟练程度　程序正确，操作规范，动作熟练，注意安全	
	3. 人文关怀　关心患者，患者感到满意；护患沟通有效，充分体现人文关怀	

五、操作要求及注意事项

1. 在使用全自动洗胃机洗胃时，胃管口必须始终浸没在洗胃液的液面下。

2. 若发现有食物堵塞管道，水流减慢、不流或发生故障时，可交替按洗"手冲"和"手吸"键，将胃内残留液体吸出后，按"自动"键，恢复自动洗胃。

3. 服强酸或强碱等腐蚀性药物，禁忌洗胃，以免造成穿孔。可按医嘱给予药物或迅速给予物理性对抗剂，如牛奶、豆浆、蛋清（用生鸡蛋清调水至 200 mL）、米汤等，以保护胃黏膜。

4. 其他注意事项同电动吸引器洗胃。

六、自动洗胃机洗胃技术考核标准

考核标准：
自动洗胃机
洗胃技术

【自我检测】

自动洗胃机洗胃技术任务学习自我检测单

		姓名：　　　　　班级：　　　　　学号：
任务分析	自动洗胃机洗胃技术操作：	
	识别异常情况并报告：	
任务实施	操作前：评估及准备	
	操作中：异常情况的处理	
	操作后：安置、整理与记录	
任务评价	1. 操作流程 / 技术评价 2. 职业素养评价	

	姓名： 班级： 学号：
实训反思	

（邹宇）

模块三

重症监护技术

模块导学

重症监护是指应用现代医学理论、先进的诊断方法和监测技术，集中优良的技术设备和精干的医护人员，对危重症患者进行集中监测，强化治疗和护理支持，从而提高危重症患者的抢救成功率、治愈率，降低致残率和死亡率等。

任务一　危重症患者监测

危重症患者一般病情较重，常常由于各种复合伤或多器官功能障碍而影响多个系统。因此通过先进、精密的仪器和设备对患者进行全面综合的监护，可以及时发现患者的病情变化，及时干预，可有效减少意外事件的发生。危重症患者监测技术包括心电监测技术、中心静脉压监测技术等。

实训项目一　心电监测技术

知识	1. 复述心电监测技术的目的与操作方法。
	2. 列出心电监测技术的注意事项。

<table>
<tr><td>技能</td><td>1. 能规范正确地进行心电监测操作。</td></tr>
<tr><td></td><td>2. 能规范正确地进行 SpO_2 和血压监测操作。</td></tr>
<tr><td>素质</td><td>1. 具有临危不乱、从容应对的职业能力和良好的沟通、协调能力。</td></tr>
<tr><td></td><td>2. 提升爱伤、关伤意识。</td></tr>
<tr><td></td><td>3. 具备慎独严谨的职业素养。</td></tr>
</table>

【情景案例3-1】

情景案例 3-1 答案

赵某，女，60岁。既往有冠心病史2年，高血压病史8年，此次因"心前区疼痛10小时"拟诊断为急性心梗由急诊收入CCU。入院后查体：T 35.7℃，P 60次/分，R 18次/分，BP 150/70 mmHg。医嘱予以心电监护。

【任务】1. 为该患者进行心电监测的目的是什么？

2. 心电监测技术的注意事项有哪些？

心电监测是应用心电监护装置对危重症患者的心电变化、体温、脉搏、血压、血氧饱和度等参数进行监控，为临床诊断、治疗、护理提供可靠依据，最大限度降低死亡率、减少并发症，缓解并消除危重病情。心电监护仪是结合心电监测技术与移动计算技术，对人体心电变化、体温、脉搏、血氧饱和度等参数进行实时动态监测预警的辅助性诊断设备。该设备具有心电信息的采集、存储、智能分析预警等功能，并具备精准监测、触屏操控、简单便捷等特点（图3-1）。

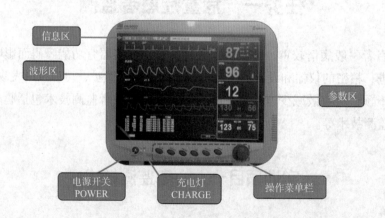

图3-1　心电监护仪主界面

随着信息技术的迅速发展、ICU 的建立，以及临床对各类大型手术后和心肌梗死、心律失常等危重症患者监护的需要，心电监测也随之发展形成一个复杂的、多功能监测系统。

一、心电监测的目的

1. 及时发现和识别心律失常：通过心电监测可及时发现心室停搏、心室颤动等致命性的心律失常。除此之外，通过心电监测可以动态观察心律失常的发展趋势，预示致命性心律失常的发生。如急性器质性心脏病患者出现进行性增加的高危险性室性早搏时，应警惕和预防随后可能出现的致命恶性心律失常。

2. 监测心肌缺血或心肌梗死：严重缺氧、高碳酸血症、严重酸碱失衡等情况均可导致心肌缺血或心肌梗死。心电图上可见 ST 段和 T 波的典型改变，从而帮助临床及早发现，挽救受损的心肌。

3. 监测电解质改变：电解质紊乱如低钾血症和低钙血症，可诱发各种心律失常。通过心电监测能更早发现问题，及时干预。

4. 指导心律失常治疗：通过心电监测可确定心律失常的类型及严重程度，为医护人员提供制定抗心律失常的方案和确定治疗时机的依据。除此之外，对安装起搏器的患者，心电监测能判断起搏器功能是否良好。

二、心电监测的适应证

1. 严重心律失常患者，如心室停搏、心室颤动等。

2. 严重缺氧、高碳酸血症、严重水电解质酸碱失衡患者。

3. 各种手术，尤其是心血管手术的术前、术中、术后及特殊检查（心包穿刺、内镜检查）、治疗（反搏、电除颤等）。

4. 病情危重，生命体征不稳定的患者。

三、心电监测操作流程

操作流程：
心电监测技术

操作视频：
心电监测技术

【 📖课证融通 】技能：心电监测技术（表3-1）

表3-1　心电监测技术

操作步骤及图示		要点说明
	1. 患者评估 （1）全身状况：患者的病情、意识、疾病诊断及心功能情况等 （2）局部情况：患者胸前区电极片粘贴处皮肤有无伤口、破损或感染；指（趾）甲有无灰指（趾）甲或涂指甲油 （3）心理状况：患者对心电监护认知情况 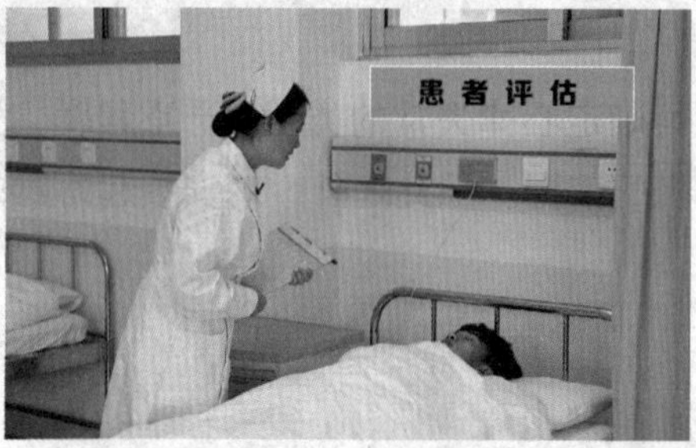 	◆ 患者需要了解心电监测技术的目的、操作过程及注意事项，愿意配合
	2. 环境评估　安静、宽敞、明亮，室温适宜；电源插座完好，周围无电磁波干扰	◆ 必要时准备屏风或床帘遮挡，注意保护患者的隐私
评估	**3. 自身评估**　着装整洁，洗手、戴口罩 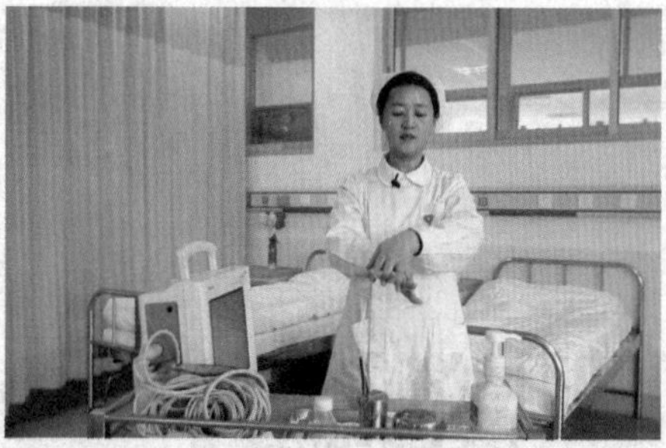 	◆ 采用七步洗手法洗手
	4. 用物评估　用物准备齐全，摆放有序，符合要求 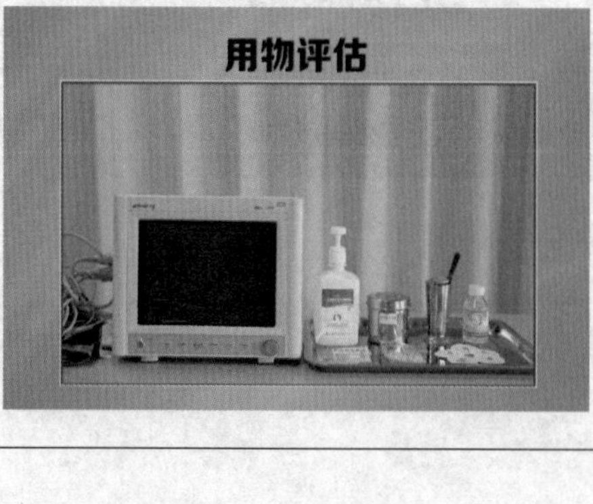	◆ 治疗车上层：敷料缸（内备纱布数块）、75% 乙醇、生理盐水、无菌棉签、持物钳、护理记录单、笔 ◆ 心电监护仪：胸部导联线、配套的血压袖带、血氧饱和度导线、一次性电极片3～5张 ◆ 治疗车下层：生活垃圾桶，医用垃圾桶

续表

操作步骤及图示	要点说明
1. 核对解释 携用物至床边，核对床号、姓名，向患者解释操作目的、操作方法和操作过程中配合方法 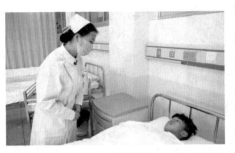	◆ 认真查对，确认患者，避免发生差错 ◆ 帮助患者缓解紧张、恐惧情绪，取得合作
2. 连接开机 连接监护仪电源，打开主机开关，检查监护仪功能是否完好；连接心电导联线、血氧饱和度插件、血压计袖带等 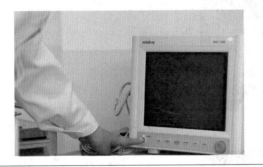	◆ 确保监护仪性能完好，所有导联线连接正确无误；必要时连接地线，以防漏电
3. 心电监测 （1）暴露胸部，正确定位，清洁皮肤 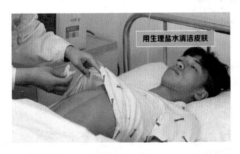 （2）连接电极片，为患者系好衣扣 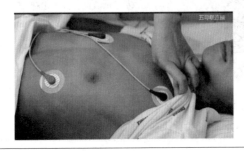	◆ 五导联：右上（RA）：胸骨右缘锁骨中线第一肋间；左上（LA）：胸骨左缘锁骨中线第一肋间；右下（RL）：右锁骨中线剑突水平处；左下（LL）：左锁骨中线剑突水平处；胸导（C）：胸骨左缘第四肋间

左侧栏：实施

续表

操作步骤及图示	要点说明
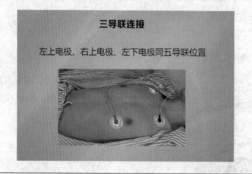	◆ 三导联：右上（RA）：胸骨右缘锁骨中线第一肋间；左上（LA）：胸骨左缘锁骨中线第一肋间；左下（LL）：左锁骨中线剑突水平处
4. SpO₂ 和血压监测 （1）将 SpO₂ 传感器安放在患者身体的合适部位 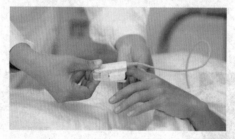	◆ SpO₂ 传感器的红点对着指甲，连接在与血压计袖带相反肢体
（2）连接血压袖带 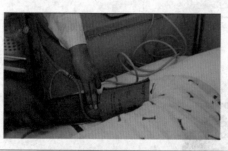	◆ 测血压时被测肢体与心脏处于同一水平；伸肘并稍外展，将袖带平整地缠于上臂中部；袖带下缘应距肘窝 2～3 cm；松紧以能容纳一到两指为宜
5. 调节波形 选择标准 II 导联，清晰显示 P 波，调节波形大小 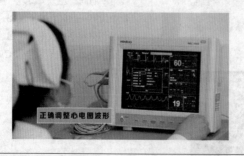	◆ 心电图显示，选择标准 II 导联，可以清晰显示波形，波形走速 25 mm/s ◆ 呼吸波形走速设置 6.25 mm/s
6. 设定参数 打开报警系统，根据患者情况，设定正常成人各报警上下限参数	

续表

操作步骤及图示	要点说明
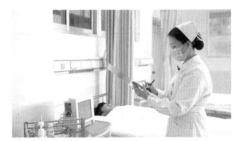	◆ 分别设置心率、血压、血氧饱和度报警上下限，设置间隔测血压时间，启动测压 ◆ 出现报警需及时处理
7. 整理记录　整理床单位，协助患者盖好被子，取舒适体位；洗手、记录 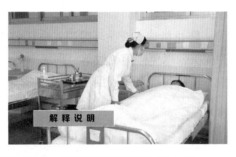	◆ 嘱咐患者不要自行移动或者摘除电极片 ◆ 避免在监测仪附近使用手机，以免干扰监测波形 ◆ 指导患者学会观察电极片周围皮肤情况，如有痒痛感及时告诉医护人员
8. 停止监护 （1）核对医嘱，向患者解释说明 解释说明 （2）关闭监护仪，撤除导联线及电极片方法正确 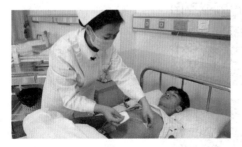 （3）协助患者取舒适体位，洗手、记录	◆ 使用纱布清洁胸部皮肤，同时应注意观察胸部、肘部皮肤有无破损，观察甲床血液循环是否良好 ◆ 监护仪屏幕用 75% 乙醇棉球擦拭

实施

续表

操作步骤及图示		要点说明
实施	（4）整理用物 	
评价	**1. 质量标准** 心电监测有效，患者无不适	
	2. 熟练程度 程序正确，操作规范，动作熟练、轻柔，注意安全	
	3. 人文关怀 关爱患者，患者感到满意；护患沟通有效，充分体现人文关怀	

四、操作要求及注意事项

1. 心电监测操作的过程中注意安全，提前连接好地线，防止漏电。

2. 综合导联描记的 ECG 与常规 ECG 描记 ST-T 改变、QRS 波形形态不同。

3. 清洁胸部皮肤时，注意皮肤脱脂干净，确保电极片能与皮肤密切接触。

4. 如果连续监测 72 h，需要更换电极片位置。

5. 监护仪出现报警提示，需立即查看原因，及时处理。

6. SpO_2 监测，应每隔 2 h 观察监测部位，防止指端血液循环障碍；血压监测袖带与血氧饱和度检测探头不在一侧肢体为宜；爱护探头，以免碰撞、脱落、损坏。

7. 监护过程中，避免频繁的开机、关机，监护仪屏幕每周用 75% 乙醇棉球擦拭。

五、心电监测技术考核标准

考核标准：
心电监测技术

【 🖥 课赛融通 】技能：心电监测技术考核标准

　　心电监测技术是全国职业院校技能大赛护理技能比赛项目，按照比赛规程和要求，该操作考核标准见《考核标准：心电监测技术》二维码。

【自我检测】

心电监测技术任务学习自我检测单

姓名：	班级：	学号：	
任务分析	心电监测技术操作：		
	识别报警异常情况并报告：		
任务实施	操作前：评估及准备		
	操作中：正确进行心电监测上机与下机操作		
	操作后：安置、整理与记录		
任务评价	1. 操作流程 / 技术评价 2. 职业素养评价		

续表

姓名：	班级：	学号：
实训反思		

（缪礼红、严湘）

实训项目二　中心静脉压监测技术

 学习目标

知识	1.明晰中心静脉压监测技术的操作要点。
	2.归纳中心静脉压监测技术的适应证、禁忌证。
技能	1.能消除患者紧张心理，积极配合。
	2.能正确进行中心静脉压监测。
	3.能准确根据中心静脉压测量数值判断患者心功能。
素质	1.能尊重关爱患者。
	2.能保证患者安全、舒适。

【情景案例3-2】

刘某，男，48岁，因"车祸致右股骨开放性骨折1小时"由120送入急诊重症监护室治疗。患者面色苍白，四肢厥冷，意识模糊，体格检查：T35.6℃，P120次/分，R24次/分，BP78/50 mmHg，遵医嘱立即予以补充血容量，吸氧、持续心电监测、中心静脉压监测等治疗措施。

情景案例 3-2 答案

【任务】1.中心静脉压监测的目的有哪些？

2.应如何根据中心静脉压指导输液？

中心静脉压（central venous pressure，CVP）是指胸腔内上腔静脉、下腔静脉进入右心房处的压力，通过上、下腔静脉或右心房内置管测得。

中心静脉压（CVP）监测术是将中心静脉导管经颈内静脉或锁骨下静脉，插入上腔静脉或右心房，之后将导管末端与测压装置连接，从而获得中心静脉压数值。

一、中心静脉压监测的目的

中心静脉压可以有效预测循环血容量和心功能，是临床观察血流动力学的主要指标之一。

二、中心静脉压监测的适应证与禁忌证

（一）适应证

1. 各类大型、中型手术患者，尤其是心血管、颅脑和胸部大而复杂的手术患者。
2. 严重创伤、各类休克、急性循环功能衰竭患者。
3. 右心功能不全患者。
4. 需大量静脉输血、输液患者。
5. 长期输液或接受完全胃肠外营养的患者。

（二）禁忌证

1. 广泛上、下腔静脉系统血栓形成。
2. 穿刺部位有感染。
3. 凝血功能障碍。
4. 不合作、躁动不安患者。

三、中心静脉压正常值及临床意义

（一）正常值

中心静脉压正常值为 $5 \sim 12\ cmH_2O$（$0.9 \sim 1.18\ kPa$）。

（二）临床意义

中心静脉压小于 $5\ cmH_2O$ 表示右心充盈不佳或血容量不足，中心静脉压大于 $15\ cmH_2O$，表示右心功能不良或右心功能超负荷。

由于中心静脉压同时反映血容量和右心功能，单纯监测中心静脉压无法区分以上两种情况。此时可以结合动脉血压来判断患者情况，从而给予相应的处理。

表3-2　CVP、BP与补液的关系

CVP	BP	原因	处理原则
低	低	血容量严重不足	充分补液
低	正常	血容量不足	适当补液
高	低	心功能不全或血容量相对过多	强心药、纠正酸中毒、扩张血管
高	正常	容量血管过度收缩	扩张血管
正常	低	心功能不全或血容量不足	补液实验*

*补液实验：取等渗盐水 250 mL，在 5～10 分钟之内静脉滴入，若血压升高而 CVP 不变，则提示血容量不足；若血压不变而 CVP 升高 3～5 cmH$_2$O，则提示心功能不全。

一般认为 CVP 小于 5 cmH$_2$O 时，应加快输液；当 CVP 大于 15 cmH$_2$O 时，应减慢或停止输液。但在实际工作中，CVP 的变化量比即时数值更有意义。对于血流动力学变化不稳定的患者，应通过容量负荷试验来指导输液速度。

四、中心静脉压监测技术操作流程

操作流程：中心静脉压监测技术　　　操作视频：中心静脉压监测技术

【 课岗融通 】技能：中心静脉压监测技术（表3-3）

表3-3　中心静脉压监测技术

操作步骤及图示	要点说明
1.核对医嘱 评估	◆ 双人进行医嘱核对

续表

	操作步骤及图示	要点说明
评估	**2. 患者** （1）核对床号、姓名 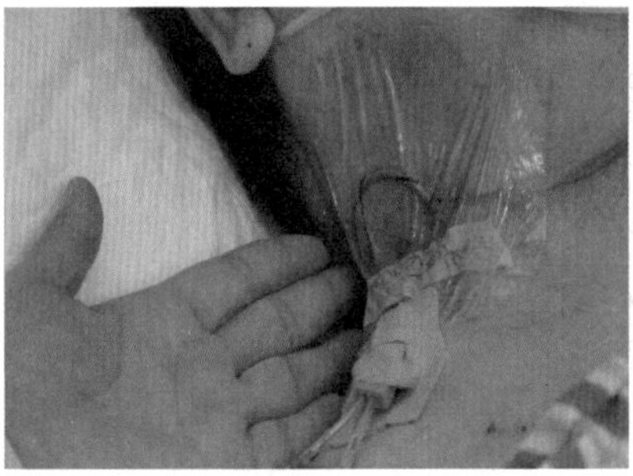 （2）评估导管固定情况、穿刺点皮肤情况 （3）向患者解释 CVP 监测目的 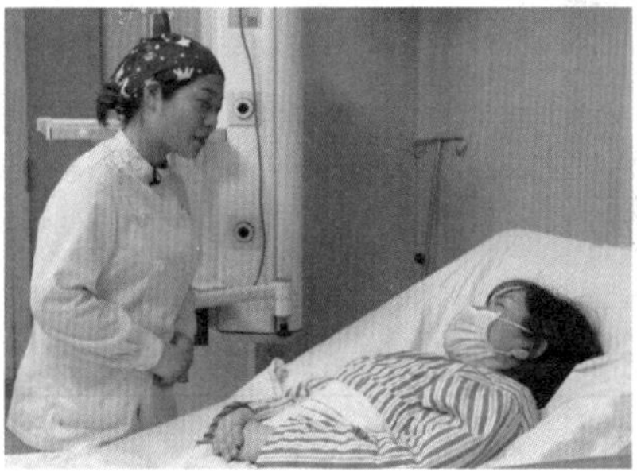	◆ 评估患者导管是否固定牢固，穿刺点皮肤是否干燥，有无红肿、渗血等情况
	3. 环境　环境清洁、安静，光线充足，温湿度适宜，周围无电磁波干扰	◆ 关门窗或拉围帘，保护患者隐私 ◆ 交代患者家属在床旁不使用手机等电子产品，以免干扰心电监护仪工作，影响中心静脉压测压结果
	4. 护士　着装整洁，洗手，戴口罩	◆ 七步洗手法正确洗手
	5. 用物　用物准备齐全，均在有效期内，符合行业标准 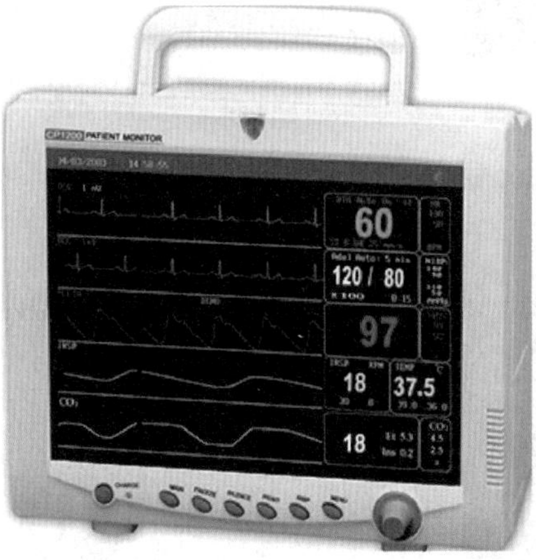	◆ 准备一台性能良好的心电监护仪 ◆ 准备弯盘、碘伏、无菌棉签、500 mL+肝素 2500 U 液体、压力传感器，10 mL 预冲液一支，加压袋，无菌纱布 2 块，无菌治疗巾一块，无菌手套 1 副、速效手消毒剂

操作步骤及图示	要点说明
评估	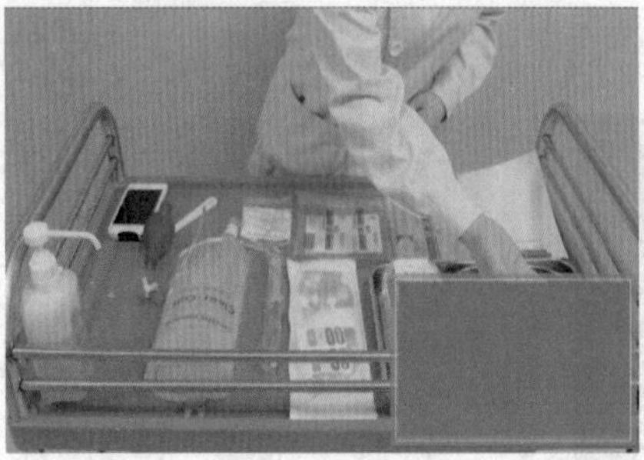
1. 再次核对患者 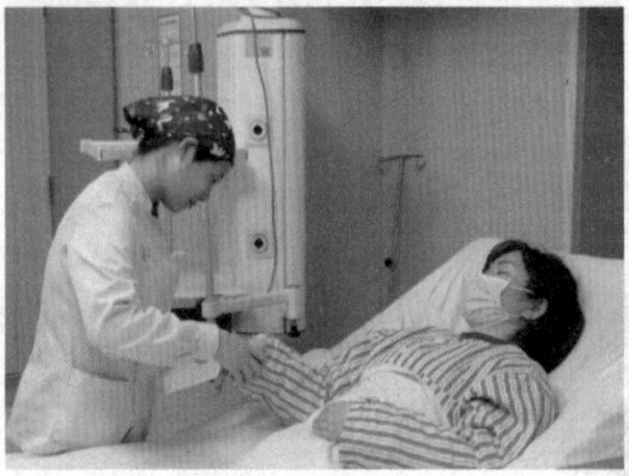	◆ 携用物至床边，再次核对床号、姓名，请患者做好中心静脉压监测准备
实施 **2. 压力传感器与肝素生理盐水瓶连接** 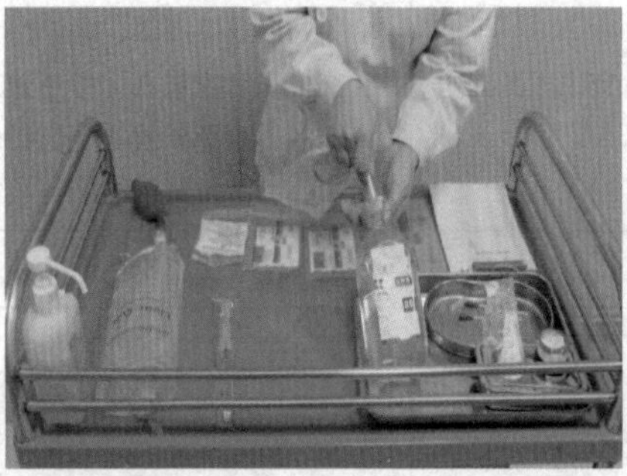	◆ 消毒瓶口 ◆ 将压力传感器针头插入肝素生理盐水瓶塞内
3. 将肝素生理盐水瓶放置于加压袋内悬挂 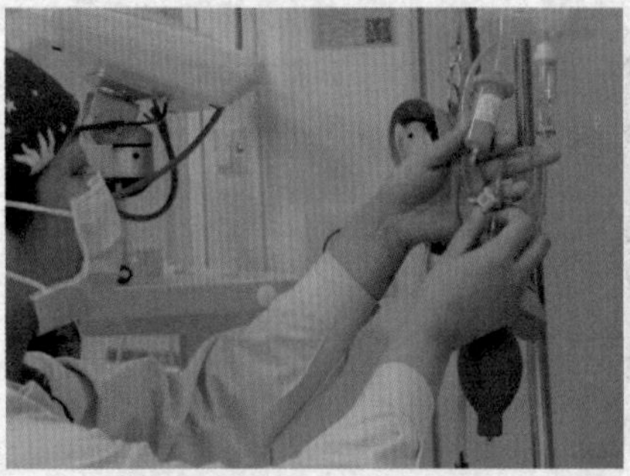	◆ 将肝素盐水挂在加压袋内，挂于床旁输液架上

续表

操作步骤及图示	要点说明
4. 挤压气囊对加压袋进行加压 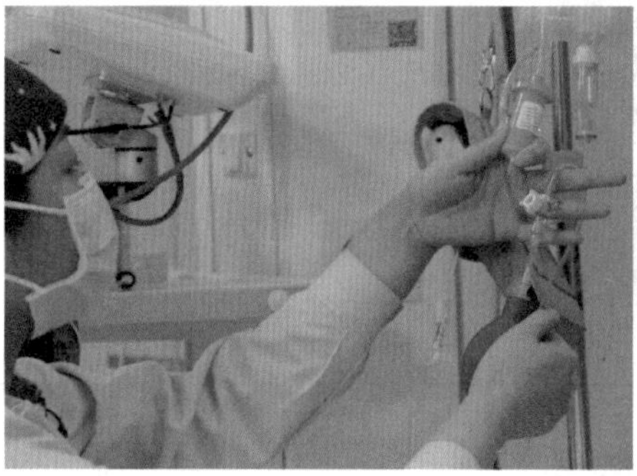 	◆ 加压袋的压力打至 300 mmHg
5. 铺无菌巾，将无菌纱布、肝素、预冲液置于无菌巾内 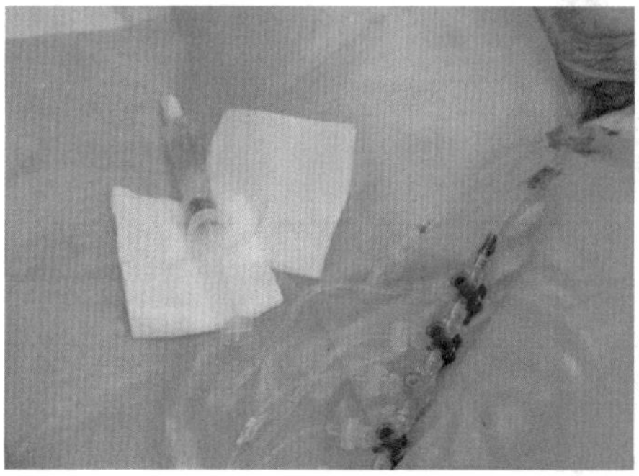 	◆ 严格实施无菌操作
6. 消毒中心静脉置管接口，再进行输液管道冲洗 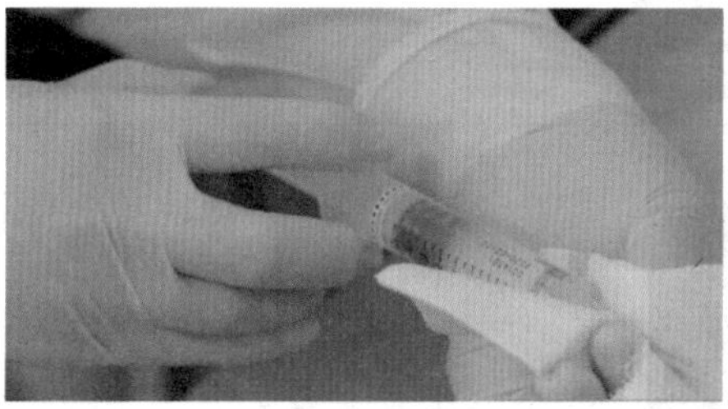 	◆ 操作者戴无菌手套 ◆ 用纱布块包裹移除肝素帽，碘伏棉签消毒中心静脉置管接口，再进行冲管
7. 压力传感器排气，连接中心静脉置管接口 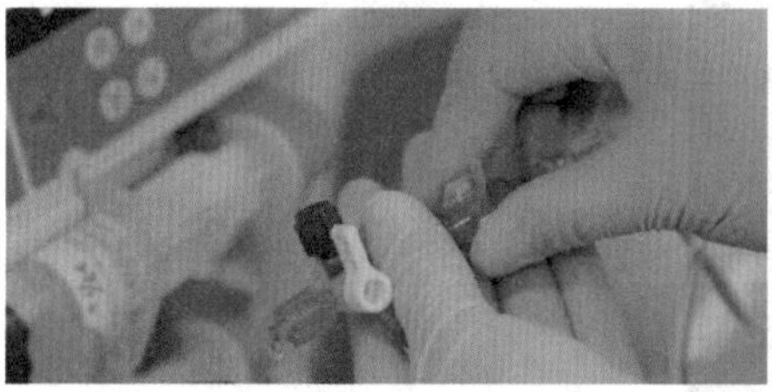 	◆ 确保测压管道与中心静脉置管连接紧密

实施

续表

操作步骤及图示	要点说明
8. 连接压力传感器与压力接线，观察中心静脉压波形 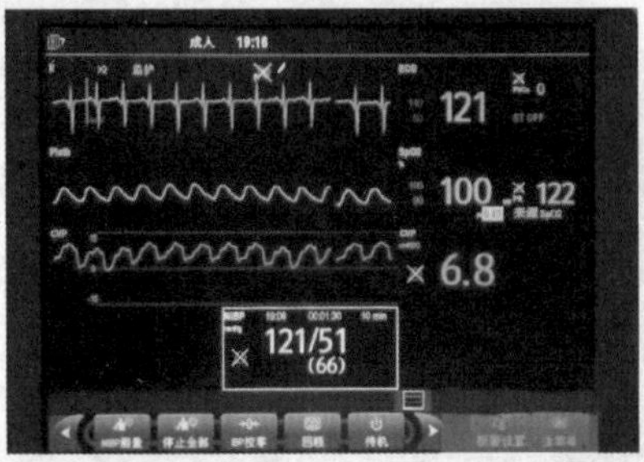 	◆ 确保压力传感器与压力接线连接紧密
9. 安置患者合适的测压体位 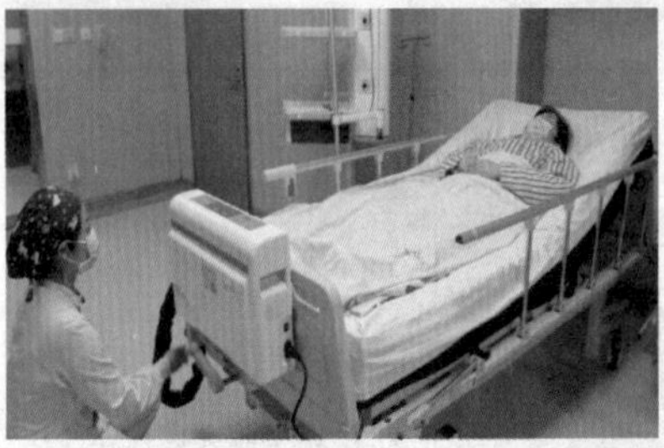 	◆ 脱无菌手套 ◆ 将患者床头摇平，保持去枕仰卧位
10. 调整压力传感器位置 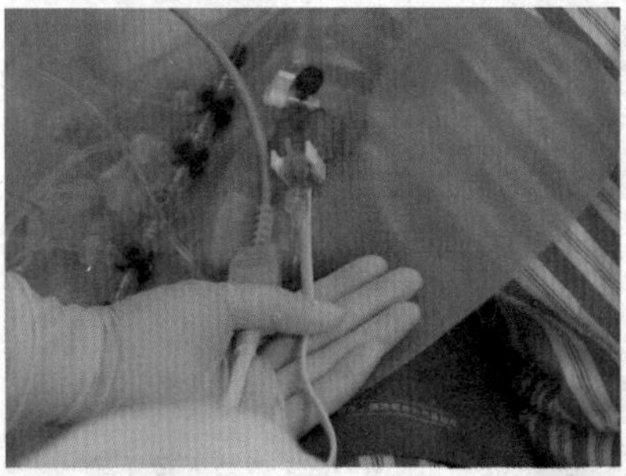 	◆ 将压力传感器放置于患者第四肋间与腋中线交点同一水平线位置
11. 测压前输液管道冲洗 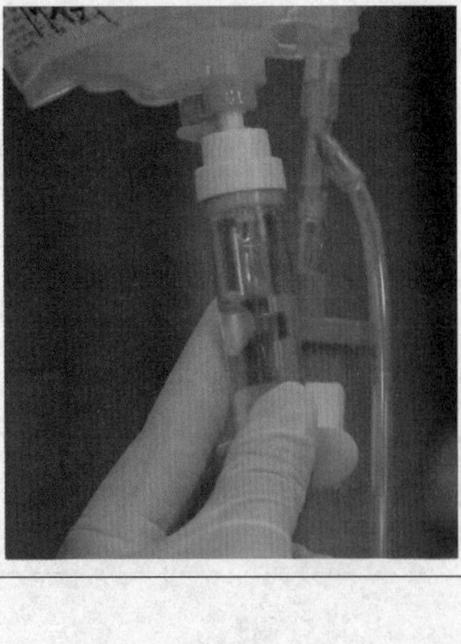 	◆ 测压前使用肝素生理盐水冲洗静脉输管道

（表格左侧纵向标注：实施）

续表

操作步骤及图示	要点说明
12. 调节三通开关 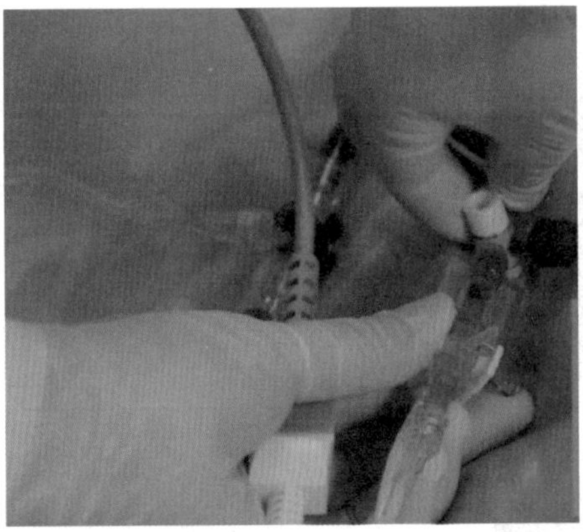 	◆ 转动压力传感器上的三通开关，使仪器端与大气端相通
13. 进行校零 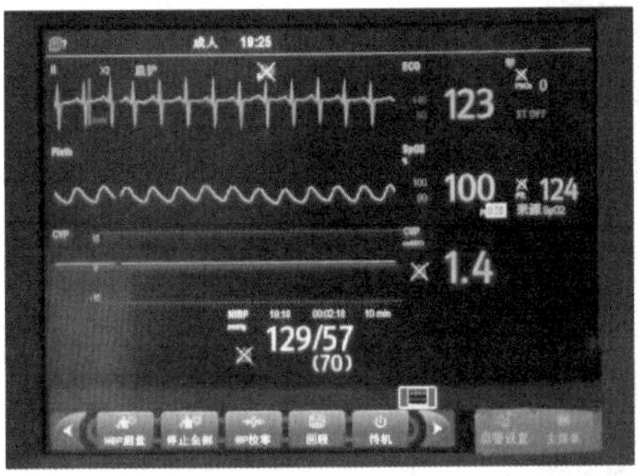 	◆ 点击心电监护仪"校零"，待屏幕显示"校零成功"为止
14. 调节三通开关至起始位置 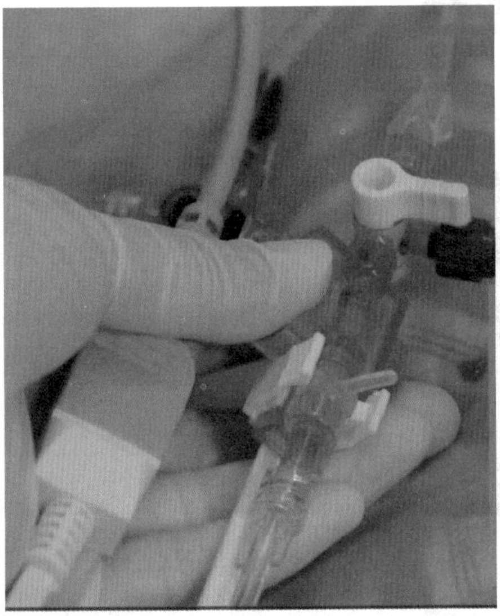 	◆ 转动三通开关，使仪器端与大气端隔绝

（左侧竖排：实施）

续表

操作步骤及图示	要点说明
15. 心电监护仪自动进行测压 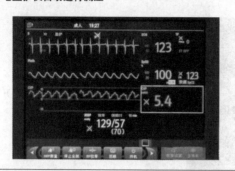	◆ 仪器端与患者端相通后，心电监护仪自动进行中心静脉压测量，显示测压值
16. 测压后冲洗静脉输液管道 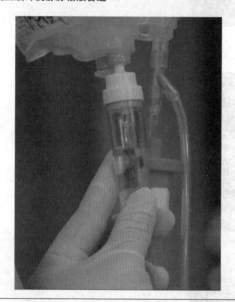	◆ 中心静脉压测压完成，使用冲洗静脉输液管道
17. 操作后处理 （1）测压完毕，做好解释，安置舒适体位 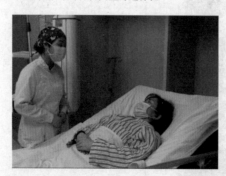 （2）整理床单位、垃圾分类处理 （3）洗手、记录	◆ 告知患者中心静脉压值，是否正常及意义 ◆ 协助患者取舒适体位 ◆ 七步洗手法正确洗手 ◆ 记录中心静脉压测量数值

续表

操作步骤及图示		要点说明
评价	**1.质量标准**　中心静脉压测压操作流程完整，方法正确，中心静脉压测量数值正确	
	2.熟练程度　程序正确，操作严谨，无菌观念强	
	3.人文关怀　关心患者，患者感到满意；护患沟通有效，充分体现人文关怀	

五、操作要求及注意事项

1. 中心静脉压测压过程中，必须保证测压管道与静脉管道连接正确、通畅。

2. 加压袋内压力需控制在 300 mmHg，压力传感器内的液体以 3 ~ 5 mL/h 的速度持续冲洗导管。

3. 每次测压时，需安置患者取去枕仰卧位，将压力传感器放置于患者第四肋与腋中线交点同一水平线位置。患者体位改变时，测压前应该重新校对压力传感器位置。

4. 测压前检查各管道是否通畅，有无气泡及各管道连接是否紧密。

5. 由于中心静脉压监测为有创性操作，所以在操作过程中应严格遵守无菌操作原则，加强护理，每天更换敷料，用肝素盐水冲洗导管。

六、中心静脉压监测技术考核标准

考核标准：
中心静脉压
监测技术

【自我检测】

中心静脉压监测技术任务学习自我检测单

姓名：　　　　班级：　　　　学号：	
任务分析	实施中心静脉压监测操作：

	姓名： 班级： 学号：	
任务分析	正确读取中心静脉压数值：	
任务实施	操作前：评估及准备	
	操作中：进行中心静脉压测量	
任务实施	操作后：安置、整理与记录	
任务评价	1. 操作流程／技术评价 2. 职业素养评价	
实训反思		

（向华）

任务二　危重症患者支持技术

实训项目一　气管切开吸痰技术

知识	1.描述气管切开吸痰术的目的。
	2.归纳气管切开吸痰术的适应证、禁忌证与注意事项。
技能	1.能规范正确地进行病情评估并适时吸痰。
	2.能规范正确地进行气管切开吸痰操作。
素质	1.增强时间就是生命的急救意识。
	2.具有爱心，渗透救死扶伤的职业精神。

【情景案例3-3】

王某，女，64岁，气管切开术后3个月，痰多、发热、呼吸困难6小时入院。患者3个月前因大量脑出血，开颅手术治疗后继发肺部感染，转入重症监护室，予以气管切开，有创呼吸机辅助呼吸。入院体查：体温38℃，脉搏88次/分，呼吸30次/分，血压120/60 mmHg，血氧饱和度80%。神志浅昏迷，双侧瞳孔等大等圆，直径2.5 mm，对光反射迟钝，口唇发绀，双肺可闻及大量痰鸣音，医嘱立即给予吸痰。

情景案例3-3答案

【任务】1.为什么该患者需要进行气管切开吸痰？

2.气管切开吸痰的适应证有哪些？

3.气管切开吸痰的注意事项有哪些？

气管切开吸痰术是经气管导管将呼吸道的分泌物吸出，以保持呼吸道通畅，预防吸入性肺炎、肺不张、窒息等并发症的一种方法。气管内吸引是一种具有潜在损害的操作，不应该把吸引作为一个常规护理，务必在有临床指征时进行。在病情允许下，尽量鼓励患者把气管内分泌物自行咳出。

一、气管切开吸痰的目的

气管切开吸痰的主要目的为保持呼吸道通畅，减少气道阻力，防止呼吸道分泌物干结阻塞气道，防止呼吸道分泌物坠积性肺炎、肺不张等。

二、气管切开吸痰的适应证

1. 在气管导管内看见明显分泌物。

2. 患者频繁或持续呛咳。

3. 听诊在气管和支气管处有明显痰鸣音。

4. 呼吸机流速－时间曲线呼气相出现震动。

5. 呼吸机出现高压或低潮气量报警。

6. 可疑为分泌物引起的 SpO_2 降低。

7. 患者突发呼吸困难。

三、气管切开吸痰操作流程

操作流程：
气管切开吸痰法

操作视频：
气管切开吸痰法

【🀄课岗融通】技能：气管切开吸痰技术（表3-4）

表3-4　气管切开吸痰技术

	操作步骤及图示	要点说明
评估	**1.患者**　评估患者的病情、意识、生命体征、缺氧程度 由于患者的痰液比较多	◆ 意识清醒患者需要了解气管切开吸痰的目的、操作过程及注意事项，愿意配合
	2.环境　环境安静整洁，光线适中	◆ 环境无异味

续表

	操作步骤及图示	要点说明
评估	**3. 护士**　着装整洁，修剪指甲、洗手 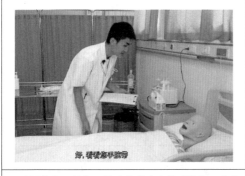	◆ 七步洗手法
	4. 用物　用物备齐，摆放有序	◆ 治疗车上层：治疗盘内备有无菌生理盐水、一次性吸痰包（一只无菌手套、一根吸痰管）、一次性负压吸引管、弯盘、清洁湿巾、手电筒、听诊器、电动吸引器 ◆ 治疗车下层：生活垃圾桶，医用垃圾桶
实施	**1. 核对解释**　携用物至床边，核对床号、姓名，向患者解释操作目的、操作方法和操作过程中配合方法 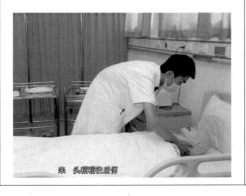	◆ 认真查对，确认患者，避免发生差错 ◆ 缓解患者紧张、恐惧情绪，取得合作
	2. 安置体位、给氧　协助患者取去枕平卧位，头稍后仰，给予纯氧吸入2分钟 	◆ 提示患者如有不适举手 ◆ 给予纯氧吸入，防止吸痰过程中患者缺氧

操作步骤及图示	要点说明
3. 检查装置 检查吸引器的性能是否良好，连接是否正确，根据患者情况及痰液黏稠度调节负压，吸引器负压压力一般调节为 40.0 ～ 53.3 kPa，用生理盐水试吸 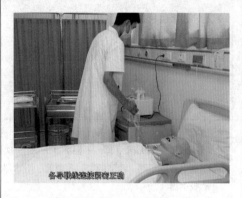 各导联线连接紧密正确	◆ 确保吸引装置处于功能状态
4. 铺巾防污 将治疗巾铺于患者胸前 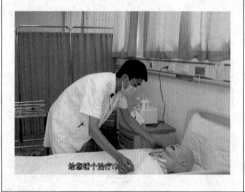 给您铺个治疗巾	◆ 防止污染衣服及床单位
5. 吸痰 在患者吸气时顺势将吸痰管经咽喉插入气管达一定深度，将吸痰管自深部向上提拉，左右旋转 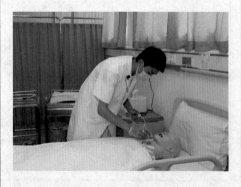	◆ 严格执行无菌技术操作，密切关注患者痰液的颜色、性状、量；每次吸痰时间不超过 15 秒

实施

续表

操作步骤及图示	要点说明
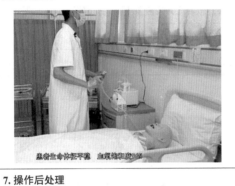	
6. 观察体征、给氧 观察患者生命体征、血氧饱和度是否恢复 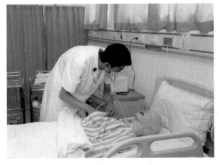	◆ 给予 100% 纯氧吸入 2 分钟，防止缺氧
7. 操作后处理 （1）评估吸痰效果 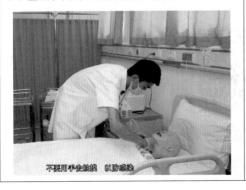 （2）整理床单位，取舒适体位，宣教	◆ 使用听诊器听诊双肺上、中、下部位，注意保暖，保护患者隐私

续表

操作步骤及图示	要点说明
实施 （3）洗手，记录 	◆ 七步洗手法正确洗手 ◆ 记录吸痰的效果，吸出痰液的颜色、性状和量
评价 **1. 质量标准**　严格执行无菌操作，吸痰有效，通气改善，患者无并发症发生，动作轻柔	
2. 熟练程度　程序正确，操作规范，动作熟练，注意安全	
3. 人文关怀　关心患者，患者感到满意；护患沟通有效，充分体现人文关怀	

四、操作要求及注意事项

1. 严格执行无菌操作。

2. 吸引时有血氧饱和度明显降低者吸引前应充分氧合，上呼吸机的患者吸痰前后应给予 100% 纯氧吸入 2 分钟。

3. 吸痰管直径不应超过气管导管内径的 50%。

4. 注意每次吸痰时间应少于 15 秒，轻柔向上旋转提吸。

5. 先吸气管，再吸口鼻腔。

6. 对于颅脑损伤者，吸引的间隔时间应尽量超过 10 分钟，以免引起颅内压累积性升高。

五、气管切开吸痰考核标准

考核标准：
气管切开吸痰法

【 课赛融通】技能：气管切开吸痰技术考核标准

气管切开吸痰技术是全国职业院校技能大赛护理技能比赛项目，按照比赛规程和要求，该操作考核标准见《考核标准：气管切开吸痰技术》二维码。

【知识链接】排痰新技术

我国每年有62.5万台呼吸机在使用中，还在以每年10%的速度递增，其中有创呼吸机占到58.3%。使用有创呼吸机最常见和致命的并发症是呼吸机相关性肺炎，发病率是43.1%，病死率是51.6%，主要原因就是患者不能有效排出分泌物。临床解决这个问题的方法（器械）有三种。

一是通过吸痰管排痰。这种方法需要专业的护士操作。这种方法对于患者来说无异于噩梦，吸痰管下到气道的过程十分痛苦，而患者每天都会进行数次插管排痰。此外这种方法只能清理主气道，没有办法清理支气管内的分泌物，排痰效果不佳。这是目前最常用的方法。

二是通过振动排痰机排痰。之前临床上经常使用护士拍背的方法进行痰液引流，振动排痰机的工作机理就是用机械振动替代护士拍背。这种方法的临床效果也并不是十分令人满意，并且振动也同时作用在操作护士的手臂上，造成疲劳。

三是机械气道负压吸引。目前市面上有一款器械，使用过程中需要把呼吸机撤下来，用器械本身的正压往肺部送气，然后用负压把肺里的气体吸出来。这种方法最大的问题就是麻烦且危险，在重症病人身上无法实现，而且可能会造成病人的肺损伤，在ICU中使用很少。

智能仿生排痰对有创机械通气患者进行肺深部及气道分泌物廓清是一项全新的技术。该系统模拟生理咳嗽的原理，通过一套独特设计的管路与呼吸机气路及患者相连接，能够与呼吸机分时并联工作：吸气相，呼吸机正常给患者送气；呼气相，智能仿生排痰系统用高速气流将痰液带出；并通过多个传感器实时监测患者的呼吸状态，保证排痰与机械通气的同步，实现在线、无创、密闭、同步的安全、高效排痰。智能仿生排痰系统应用于重症肺炎患者可能的受益包括：①安全、无创排出肺深部分泌物，提高治愈率；②封闭式排痰，降低医患传染风险；③排出肺的深部分泌物可作为各类肺炎检测的标本，减少支气管灌洗等高风险的开放性取样操作。

（薛丹）

【自我检测】

气管切开吸痰技术任务学习自我检测单

	姓名： 班级： 学号：
任务分析	气管切开吸痰技术操作：

姓名：	班级：	学号：
任务分析	识别异常情况并报告：	
任务实施	操作前：评估及准备	
	操作中：异常情况的处理	
	操作后：安置、整理与记录	
任务评价	1. 操作流程 / 技术评价 2. 职业素养评价	
实训反思		

实训项目二 呼吸机应用技术

知识 1.明晰呼吸机应用技术的操作要点。

2.归纳呼吸机应用技术的适应证、禁忌证与注意事项。

技能 1.能正确连接呼吸机。

2.能正确调节呼吸机各项参数。

3.能根据患者病情正确调节呼吸机通气方式并记录。

素质 1.具有缜密的临床思维。

2.具有求真务实的职业素养。

【情景案例3-4】

张某，男，68岁，体重60 kg，以间质性肺炎收入呼吸内科，因"呼吸困难加重，意识模糊"转入重症监护室治疗。查体：意识模糊，口唇发绀，呼吸38次/分，SpO_2 86%，ECG显示窦性心律，心率120次/分，血压86/50 mmHg，动脉血气分析：pH7.30，PaO_2 56 mmHg，$PaCO_2$ 50 mmHg，医嘱立即准备呼吸机进行机械通气。

情景案例 3-4 答案

【任务】1.呼吸机应用的目的有哪些？

2.呼吸机应用时的注意事项包括哪些？

呼吸机是一种代替、控制或改变人的生理呼吸，提高肺泡通气量，纠正低氧血症和高碳酸血症，减轻呼吸消耗，节约心肌储备能力的机械装置。运用呼吸机部分或完全替代呼吸功能不全或衰竭患者的自主通气功能，以保障机体的有效通气并改善氧合的方法称为机械通气。目前，呼吸机已广泛用于麻醉、各种重症呼吸功能不全及大手术后患者的呼吸支持与治疗中。根据呼吸机与患者的连接方式，呼吸机有有创呼吸机和无创呼吸机两种。有创呼吸机通气时，呼吸机通过经口/鼻气管插管、喉罩、气管切开插管等人工气道与患者连接。无创呼吸机通气时，不需建立人工气道，呼吸机通过口鼻罩、鼻罩等方式与患者连接。本章节主要介绍有创呼吸机应用。

一、呼吸机应用的目的

（一）保持呼吸道通畅，改善通气功能

通过气管插管或气管切开建立人工气道维持呼吸道通畅，通过呼吸机正压通气维持患

者足够的潮气量，保证代谢所需要的肺泡通气量。

（二）改善换气功能，纠正低氧血症

通过使用呼吸机呼气末正压等方法防止肺泡塌陷，使肺内气体分布均匀，改善通气／血流比例，减少肺内分流，改善氧运输，纠正低氧血症。

（三）降低呼吸功耗，缓解呼吸肌疲劳

通过呼吸机应用可减少呼吸肌做功，降低呼吸肌耗氧量，缓解呼吸肌疲劳。

二、呼吸机应用的适应证与禁忌证

（一）适应证

凡出现呼吸功能障碍，引起严重缺氧或二氧化碳潴留患者均可进行机械通气治疗。

（二）禁忌证

现代呼吸机应用已无绝对禁忌证，一般相对禁忌证为肺大疱和未经引流的气胸，低血容量性休克未补充血容量，严重肺出血及气管－食管瘘等。

三、呼吸机基本通气模式

（一）控制通气

控制通气（control ventilation，CV）是指用呼吸机完全代替患者的自主呼吸，呼吸频率、潮气量、吸呼比、吸气流速、吸气压力均由呼吸机控制，呼吸机提供全部的呼吸功。该模式适用于严重呼吸抑制或呼吸停止的患者，如呼吸、心脏骤停、严重脑外伤患者。

（二）辅助通气

辅助通气（assist ventilation，AV）是指依靠患者的自主吸气触发呼吸机按预设的潮气量或吸气压力进行通气支持，呼吸功由患者和呼吸机共同完成。该模式适用于呼吸中枢驱动正常的患者，如 COPD 急性发作、重症哮喘患者等。

（三）辅助/控制通气

辅助／控制通气（assist/control ventilation，ACV）是辅助通气（AV）和控制通气（CV）两种模式相结合，当患者自主呼吸频率低于预置频率或患者吸气不能触发呼吸机送气时，呼吸机即以预置的潮气量及通气频率进行正压通气，即辅助通气（AV）。当患者的吸气能触发呼吸机时，以高于预置频率进行通气，即控制通气（CV）。

（四）同步间歇指令通气

同步间歇指令通气（synchronized intermittent mandatory ventilation，SIMV）是自主呼吸与控制通气相结合的呼吸模式，在触发窗内患者可触发和自主呼吸同步的指令正压通气，在两次指令通气之间触发窗外允许患者自主呼吸。SIMV 能与患者的自主呼吸同步，减少患者与呼吸机的对抗，减低正压通气的血流动力学影响，该模式适用于长期带机患者的撤机。

（五）压力支持通气

压力支持通气（pressure support ventilation，PSV）属部分通气支持模式，是患者在自主呼吸前提下，当患者触发吸气时，呼吸机以预设的压力释放出气流，患者每次吸气都能接受一定水平的压力支持，以克服气道阻力，减少呼吸做功，增强吸气能力。适用于机械通气的撤机过渡。

（六）持续气道正压

持续气道正压（continuous positive airway pressure，CPAP）是指在自主呼吸条件下，整个呼吸周期内气道均保持正压，患者完成全部的呼吸功，是 PEEP 在自主呼吸条件下的特殊技术，可防止气道和肺泡的萎缩，增加肺泡内压和功能残气量，增加氧合，改善肺顺应性，降低呼吸功。用于通气功能正常的低氧患者。但 CPAP 过高可增加气道压，减少回心血量，出现低血压、气压伤等表现。

四、呼吸机基本参数设置

1.潮气量（tidal volume，V_T）

根据患者体重来进行设置，一般成人设置为 8 ～ 12 mL/kg，儿童 5 ～ 6 mL/kg。

2.吸气压力（inspiratory pressure PI）

一般成人预设 15 ～ 20 cmH_2O，小儿 12 ～ 15 cmH_2O，可根据潮气量进行调整。

3.呼吸频率（respiratory rate，RR）

呼吸频率可根据每分钟通气量、目标 $PaCO_2$ 水平进行，一般成人设置为 12 ～ 20 次 / 分，儿童设置为 20 次 / 分。

4.吸气时间（inspiratory time，Ti）与吸呼比（I：E）

吸气时间一般设置为 0.8 ～ 1.2 秒，吸呼比一般设置为 1：（1.5 ～ 3）。

5.吸入氧浓度（FiO_2）

根据患者 PaO_2 的情况设置氧浓度，原则上在患者 $SaO_2 > 90\%$ 的情况下，尽量降低氧浓度，一般从 30% ～ 40% 开始，超过 60% 不宜时间过长，以免发生氧中毒。

6.呼气末正压（PEEP）

设置原则为恰好对抗肺泡或气道陷闭，一般设置为 $3 \sim 5\ cmH_2O$。

7.触发灵敏度

现代呼吸机一般有压力触发和流量触发两种形式。压力触发时呼吸机对气道内压力降低发生反应，一般设置为 $-0.5 \sim -2\ cmH_2O$，流量触发时呼吸机对吸气流量降低发生反应，当呼吸机管道内流量减少到流量触发敏感性阈值时，则触发呼吸机。一般设置于最敏感的水平 $1 \sim 3\ L/$ 分。

五、呼吸机应用技术操作流程

| 操作流程：呼吸机应用技术 | 操作视频：呼吸机应用技术 |

【□ 课岗融通】技能：呼吸机应用技术（表3-5）

表3-5　呼吸机应用技术

操作步骤及图示		要点说明
评估	**1. 核对医嘱**	
	2. 患者 （1）核对床号、姓名，评估病情及一般情况，清醒患者做好解释 （图片）	◆ 评估患者一般状况：年龄、身高、体重、诊断、病情、生命体征、动脉血气分析报告、神志及配合程度 ◆ 清醒患者需向其解释呼吸机应用的目的、配合及注意事项等

续表

操作步骤及图示		要点说明
评估	（2）协助患者取合适的舒适卧位 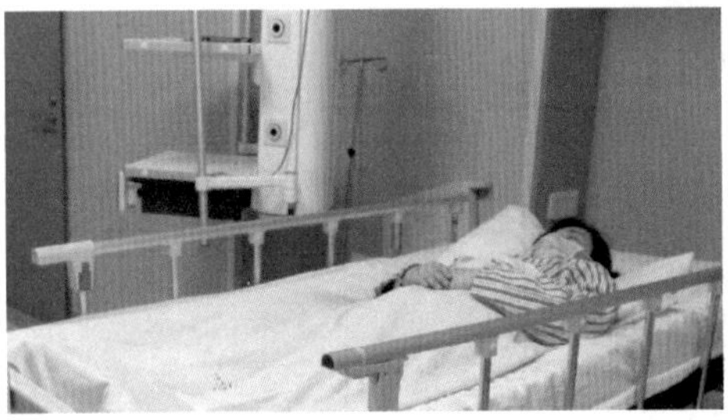	◆ 根据病情，协助患者取合适的舒适体位，如平卧位、半卧位、半坐卧位等
	3. 环境　环境清洁、安静，温湿度适宜	◆ 关门窗或拉围帘，保护患者隐私
	4. 护士　着装整洁，洗手，戴口罩	◆ 七步洗手法正确洗手
	5. 用物　用物准备齐全，摆放有序，符合行业标准 （1）根据患者病情选择性能良好的呼吸机及上机相关物品，将呼吸机推至患者床旁待用 （2）急救物品和药品 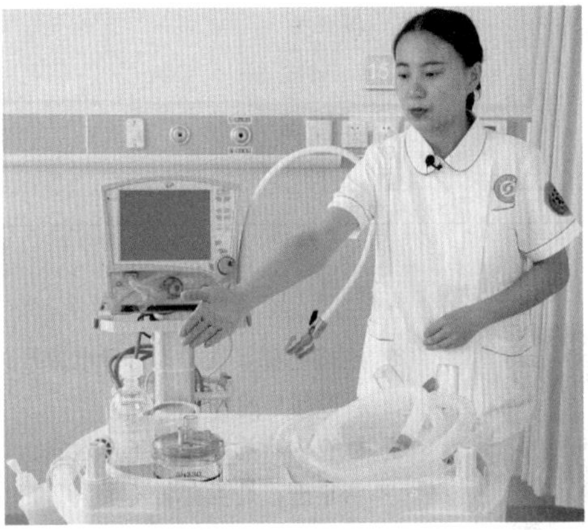	◆ 呼吸机上机相关物品包括已消毒的呼吸机管道、过滤器、湿化装置、灭菌蒸馏水、一次性吸痰管、流量传感器、模拟肺、气囊测压表、听诊器等 ◆ 急救物品包括气管插管装置、负压吸引装置、给氧装置、球囊－面罩，以备紧急吸痰、给氧、人工通气等
实施	**1. 核对解释** 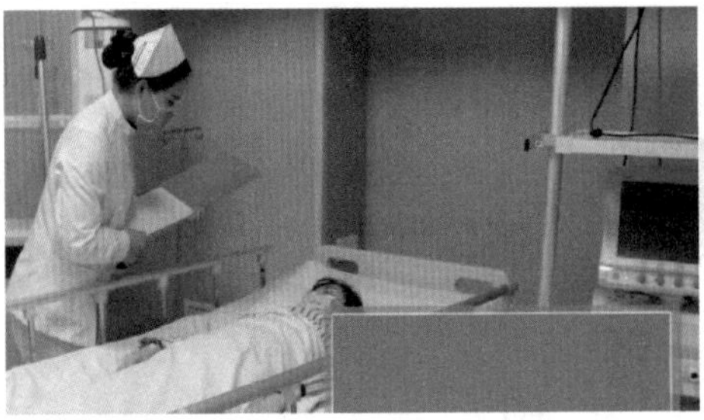	◆ 核对医嘱，携用物至床边，核对床号、姓名，做好解释，患者或家属签署知情同意书

续表

操作步骤及图示		要点说明
实施	**2. 保持气道通畅** 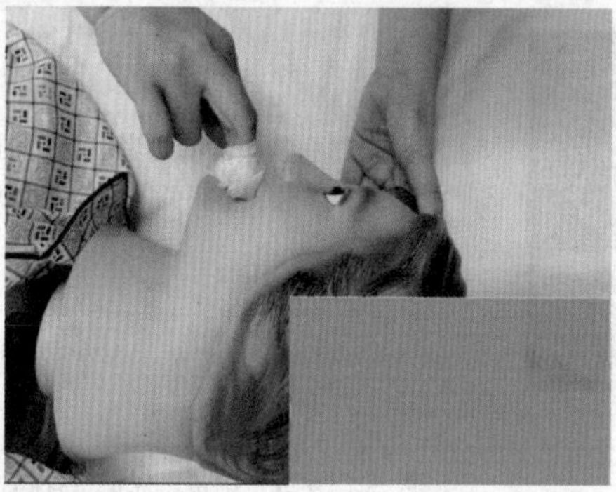	◆ 清除上呼吸道分泌物或呕吐物，若有活动性义齿，取下义齿，保持呼吸道通畅
	3. 安装呼吸机 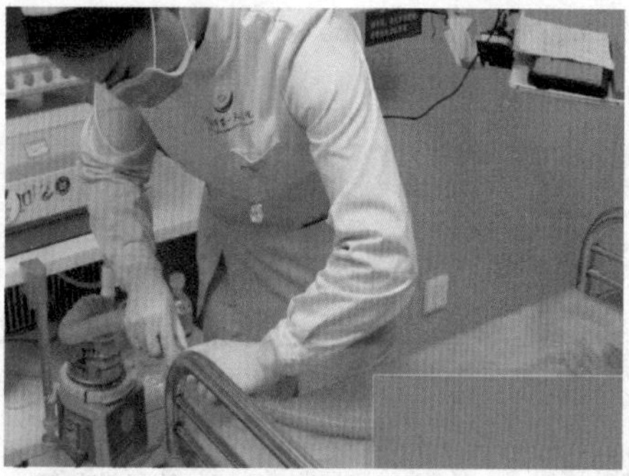	◆ 正确连接呼吸机管路、湿化罐、模拟肺 ◆ 向湿化瓶内加灭菌蒸馏水至标准水位线，调节湿化液温度在 32 ～ 37℃，打开湿化器开关
	4. 开机自检 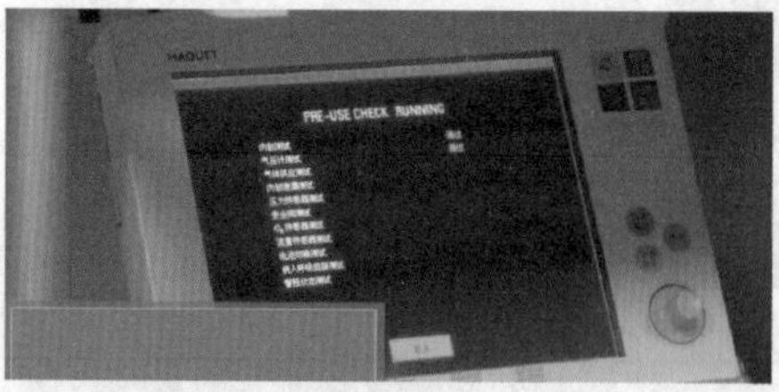	◆ 连接电源、气源、打开电源开关键，启动呼吸机自检 ◆ 检查内容为呼吸机工作性能，管道连接是否正确，是否有漏气
	5. 呼吸机试运行 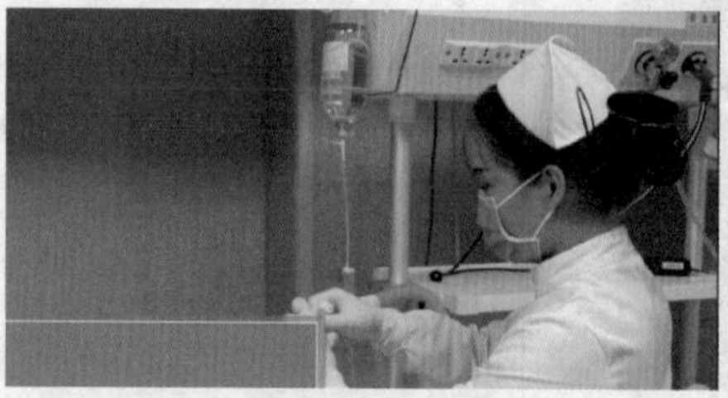	◆ 连接模拟肺，打开呼吸机主机开关，呼吸机显示屏进入待设定界面

续表

<table>
<tr><th colspan="2">操作步骤及图示</th><th>要点说明</th></tr>
<tr><td rowspan="4">实施</td><td>6. 遵医嘱选择呼吸机支持模式
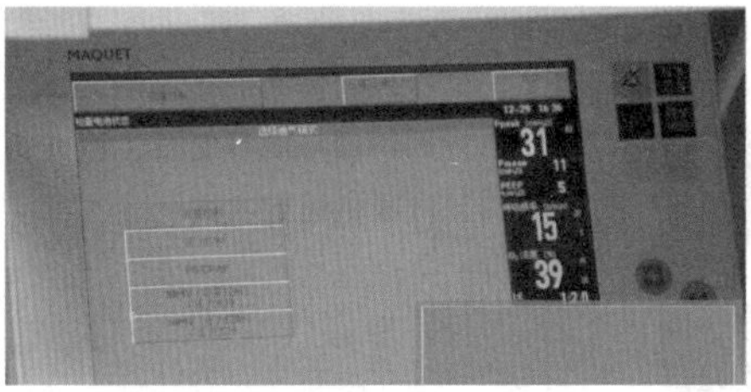</td><td>◆ 根据患者病情，遵医嘱选择呼吸机支持模式。常用通气模式有控制通气、辅助通气、辅助 / 控制通气、同步间歇指令通气、压力支持通气、持续气道正压等</td></tr>
<tr><td>7. 遵医嘱设置初始参数
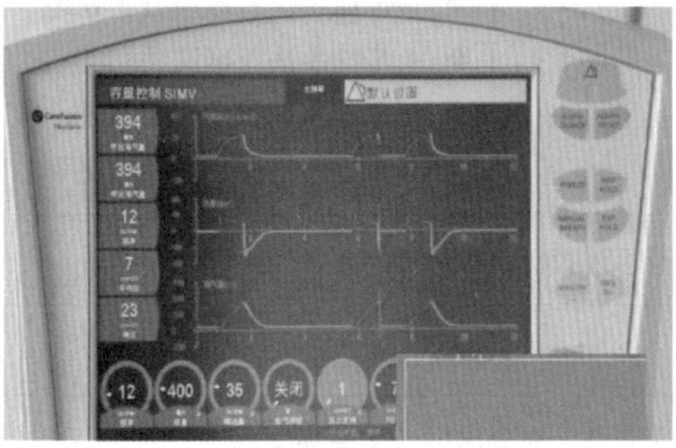</td><td>◆ 根据患者病情，遵医嘱调节潮气量（V_T）、吸气压力（PI）、呼吸频率（RR）、吸气时间（Ti）与吸呼比（I：E）、吸入氧浓度（FiO_2）、呼气末正压（PEEP）、触发灵敏度</td></tr>
<tr><td>8. 设置报警界限
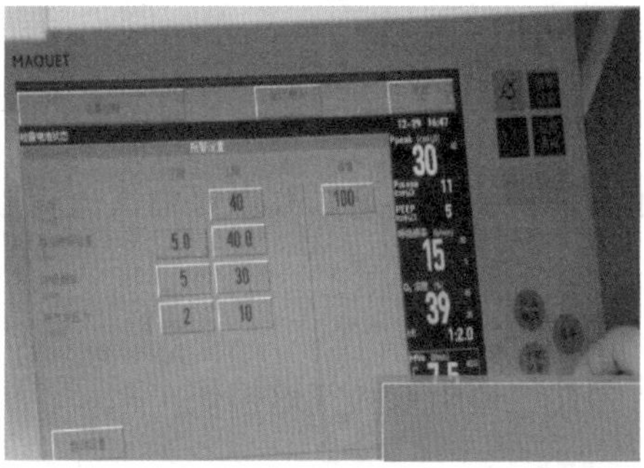</td><td>◆ 不同呼吸机的报警参数不同，参照说明书进行调节。一般需设置气道压力、通气量、吸入氧浓度、气源、窒息、雾化温度报警的上下限</td></tr>
<tr><td>9. 连接患者　确认管道连接紧密，参数设置正常，模拟肺工作正常，试机后连接患者
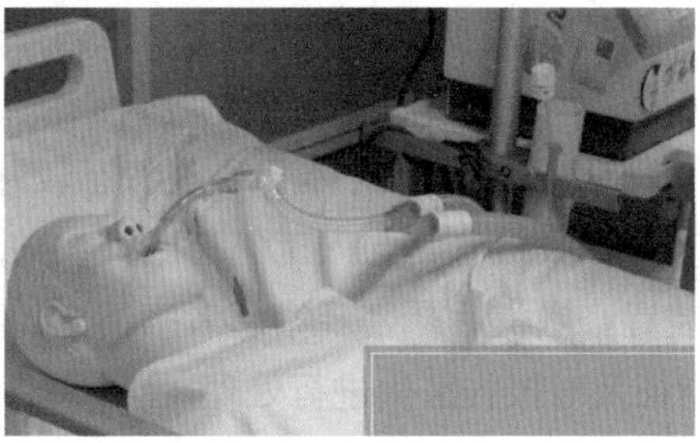</td><td>◆ 确认呼吸机正常工作后，取下模拟肺，将呼吸机送气管道末端与患者面罩或人工气道紧密连接，并妥善固定管道</td></tr>
</table>

续表

操作步骤及图示	要点说明
实施 **10. 观察呼吸机运行情况** 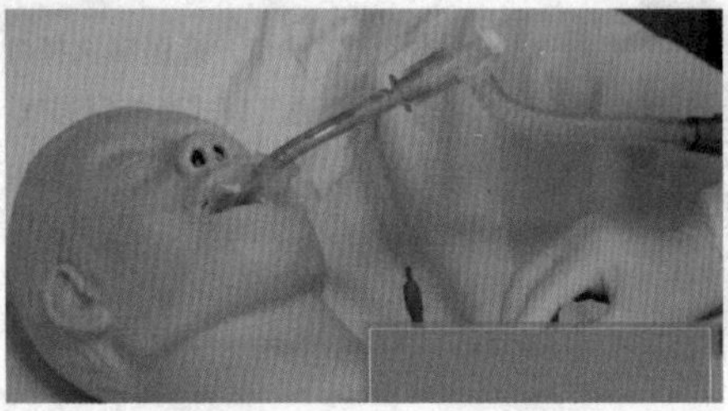	◆ 立即听诊双肺呼吸音，检查通气效果，监测呼吸机运行参数
11. 操作后处理 （1）安置患者 （2）整理 （3）洗手、记录	◆ 整理床单位、垃圾分类处理 ◆ 七步洗手法正确洗手 ◆ 记录上机时间、通气模式、初始参数、呼吸机运行情况、患者情况等
评价 **1. 质量标准** 呼吸机应用操作流程完整，手法规范，呼吸机正常运行	
2. 熟练程度 程序正确，操作严谨，无菌观念强	
3. 人文关怀 关心患者，患者感到满意；护患沟通有效，充分体现人文关怀	

六、操作要求及注意事项

1. 呼吸机应用期间，需严密观察患者生命体征变化，遵医嘱做好血气分析监测并准确记录。

2. 妥善固定气管导管，预防脱管。

3. 做好人工气道护理，保持气道通畅，预防气道阻塞和气道损伤。

4. 及时正确处理呼吸机报警。

5. 呼吸机主机和呼吸回路均需选择合适的方法进行消毒或灭菌。建议选择一次性呼吸回路，以避免交叉感染，预防呼吸机相关肺炎。

6. 呼吸机应根据说明书定期进行检测和维护，定期更换氧电池、活瓣、皮垫、过滤器等。

7. 根据患者病情选择合适的撤机方法。一般选择患者身体和心理状态较好，经过一夜充分休息了的上午时段进行撤机。撤机时将呼吸机管路与人工气道断开，关闭呼吸机、湿化器电源开关，撤除呼吸机管路与湿化装置。撤机后严密观察患者病情，如呼吸状况、SpO_2、心率、血压等，若发现不耐受撤机指征及时报告医生进行处理。

七、呼吸机应用技术考核标准

考核标准：
呼吸机应用技术

【自我检测】

呼吸机应用技术任务学习自我检测单

	姓名：　　　　　　班级：　　　　　　学号：	
任务分析	呼吸机上机操作：	
	遵医嘱正确调节呼吸机各项参数：	
任务实施	操作前：评估及准备	
	操作中：呼吸机报警的处理	

	姓名：	班级：	学号：
任务实施	操作后：安置、整理与记录		
任务评价	1.操作流程／技术评价 2.职业素养评价		
实训反思			

（向华）

参 考 文 献

［1］王卫，魏志明. 急救护理［M］. 北京：高等教育出版社，2019.

［2］桂莉，金静芬. 急危重症护理学［M］. 北京：人民卫生出版社，2022.

［3］杨桂荣，缪礼红，刘大朋. 急救护理技术［M］. 武汉：华中科技大学出版社，2016.

［4］美国骨科医师协会（AAOS），美国急诊医师协会（ACEP）. 标准急救护理速查手册（普及版）［M］. 郭志刚，丛洪良，法天锷，译. 天津：天津科技翻译出版公司，2018.

［5］吕传柱. 美国心脏病学会 2020 版心肺复苏与心血管急救指南解读［M］. 北京：科学技术文献出版社，2020.

［6］全国护士执业资格考试编写委员会. 2023 年护士执业资格考试—考试指导［M］. 北京：人民卫生出版社，2023.